· 懿英教育母婴照护丛书 ·

不仅仅是情绪波动

了解、治疗孕期和产后抑郁症、
焦虑症及相关情绪障碍

Beyond the Blues

Understanding and Treating Prenatal and
Postpartum Depression & Anxiety

[美] 肖莎娜·S. 贝内特　　著
[美] 佩克·因德曼

懿英教育　译
任　丁　审

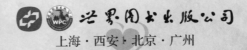

世界图书出版公司

上海·西安·北京·广州

图书在版编目(CIP)数据

不仅仅是情绪波动 /(美)肖莎娜·S.贝内特,(美)
佩克·因德曼著;懿英教育译. —上海:上海世界图
书出版公司,2021.5
　　(懿英教育母婴照护丛书)
　　ISBN 978-7-5192-5741-5

　　Ⅰ.①不… Ⅱ.①肖… ②佩… ③懿… Ⅲ.①围产期
—心理保健 Ⅳ.①R714.7

中国版本图书馆CIP数据核字(2021)第043738号

The original English language work:
Beyond the Blues: Understanding and Treating Prenatal and Postpartum
Depression & Anxiety (fifth edition)
ISBN: 978-1-949135-35-0
by Pec Indman and Shoshana Benneett
published by: Untreed Reads
Copyright © 2019. All rights reserved.

书　　名	不仅仅是情绪波动	
	Bujinjin Shi Qingxu Bodong	
著　　者	[美]肖莎娜·S.贝内特　　[美]佩克·因德曼	
译　　者	懿英教育	
审　　订	任　丁	
责任编辑	李　晶　　沈蔚颖	
装帧设计	袁　力	
出版发行	上海世界图书出版公司	
地　　址	上海市广中路88号9—10楼	
邮　　编	200083	
网　　址	http://www.wpcsh.com	
经　　销	新华书店	
印　　刷	上海颛辉印刷厂有限公司	
开　　本	787 mm×960 mm　1/16	
印　　张	10.75	
字　　数	150千字	
印　　数	1—4000	
版　　次	2021年5月第1版　　2021年5月第1次印刷	
版权登记	图字09-2019-868号	
书　　号	ISBN 978-7-5192-5741-5 / R·577	
定　　价	40.00元	

译者介绍

任 丁

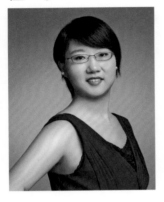

国家公派中美联合培养医学博士、博士后
国际认证泌乳顾问（L-89764），国家注册
心理咨询师
中国人民解放军海军第 905 医院医学心理科
主任
上海科普作家协会妇儿组 副组长
国际认证泌乳顾问认证委员会 中国联络人

朱奕玲

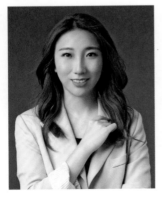

母婴行业一线工作经验 8 年
生育健康咨询指导
中国社会工作者联合会"围产期心理健康
干预"专项技能
哺乳指导
早产儿家庭养育顾问
《泌乳顾问执业指南——为哺乳母亲提供
咨询》主要译者

推荐序一

数据显示，中国每年有 1 500 万以上新手妈妈，其中 60% ～ 80% 的女性在孕期和产后会有不同程度的抑郁情绪，接近 20% ～ 30% 会发展为临床抑郁症，在她们的背后，也是一个个正在承受抑郁症负面影响的家庭；然而，面对孕产情绪状况的困扰，很多家庭不知如何自助和他助。而母婴照护人员也越来越意识到关注孕产情绪的重要性，但是如何关心和照护受抑郁情绪折磨的孕产妇，大家又都会不约而同地感到为难。因为孕产情绪障碍是个非常专业的领域，不恰当的介入或是指引反而可能造成负面的效果，有时候在面对这样的家庭时常常进退维谷。

这本《不仅仅是情绪波动》正好能解决这些困扰，它不仅可以让孕产家庭了解如何应对产后的情绪波动，以及当面临孕产情绪障碍疾病时，女性自身、伴侣，和其他家庭成员能如何自助，以及如何寻求专业力量的支持和帮助，也可以让非孕产心理专业的照护人员迅速找到应对的条则，给予及时的处置。同时，还为精神科医生等心理健康专业从业人员提供了关于孕产情绪障碍这个特殊领域的治疗和药物方面的最新信息。正如这本书的引言中提到的：这本高质量的出版物填补了产后心理状况不佳及遭受心理健康疾病的人与医疗保健专业人员之间的教育空白。

这是一本非专业人士也能读懂的专业书，在这本书里，它广泛地使用到了一问一答的形式，把很多临床上常见的疑惑直接提出，然后给了简明扼要的回答。在很多章节，我都能找到"该说什么，不说什么"的话术整理，一条条一句句，直接比对着使用，可以说既便捷又实用。

如果你愿意依序阅读，也可以通过这本书对孕产情绪障碍和相关疾病有一个系统性的了解，包括它的诊断和治疗。你会发现孕产情绪障碍疾病是一个模块，而不是一种单一的疾病。加之作者本身的经历，你还会借着她的讲述更好地理解患者遭遇的困境。同时，如果想要做更深层次的阅读，书中所有的内容都可查找到相关出处。

可以说，这是一本能够读薄也能够读厚的书。它既方便手边查阅及时回应，也适合潜心阅读深入理解。我真诚地向所有的孕产家庭、各位从事母婴健康工作的专业人士，以及心理健康方面的专业人士推荐这本书，相信它能帮助你避免更多因孕产情绪障碍疾病而生的悲剧，让孕产家庭以更好地状态享受新生命到来的生活。

段　涛

世界围产学会理事

上海市产前诊断中心主任

亚太母胎医学联盟主席

2021 年 1 月

推荐序二

世界卫生组织（WHO）在本世纪初提出"没有精神健康就没有健康"，强调了心理／精神健康在新世纪的今天与人们的日常生活密切相关。近年来国家层面提出的"健康中国行动2030"方案中也包括了心理与孕产妇的健康相关问题，尤其是关注情绪的抑郁与焦虑等障碍的早期识别与处理。根据2019年报道的流行病学资料显示，中国抑郁障碍患者约为4 600万人（根据年患病率3.6%估算），焦虑障碍患者约为5 000万人（根据年患病率5.0%估算），但治疗率却不足20%，远低于其他疾病的治疗率。

《不仅仅是情绪波动》是一本介于科普和专业的有关母婴心理健康的指导手册，非常实用和有帮助。本书以案例入手，以孕产妇的体验和经历，用通俗易懂的语言从不同方面比较系统、全面地介绍了孕产期间的心理困扰与精神障碍、如何自我面对、伴侣如何陪伴、家人与朋友如何关爱，以及医疗保健从业人员（包括妇产科、儿科、育儿、营养、护理、心理／精神等专科和社会工作者等）如何帮助，以及相关的治疗措施等。对于许多年轻的孕妈妈而言是一本知识读物，能更了解自我和未来角色的转变。尤其是近年来国家取消计划生育政策，鼓励生育二胎，生育女性人数较既往有明显增多，面临的孕产期心理健康问题不容忽视。

世界卫生组织曾在 2015 年出版过一本面向基层医疗保健工作者的《孕产期抑郁心理社会处理手册》（*A manual for psychosocial management of perinatal depression*），国内翟书涛曾主编出版一本《妇女精神卫生》专著，基本都是面向专业工作者的，但真正面向母婴的心理健康的专业科普书籍，就本人所知，本书是该领域屈指可数的好书之一。主要特点是：① 文笔翻译准确、流畅和易懂；② 从读者角度（孕产妇）来认识孕期、分娩、产后与哺乳期的心理与情绪变化；③ 较好地区分了不同阶段的情绪波动变化与疾病的表现，帮助早期识别和及时的求治；④ 强调了面对和处理孕产期的情绪波动变化，不仅仅是（未来）年轻妈妈的事情，也需要伴侣、家人和朋友，乃至相关专业人员的关爱和帮助；⑤ 提供了实用的自我保健的方法，以及综合专业治疗干预的策略；⑥ 重视母乳喂养和亲子关系的建立，以及为更多的（未来）年轻妈妈们提供了认识和接纳自我角色转变的方法。

非常巧合的是，本书原版的推荐人是从事精神与行为医学的专业工作者，本人也是精神与行为医学多年的从业者，很高兴为中译版推荐，与原著推荐者的宗旨一致，即本书是一本高质量的读物，填补了孕产期经历心理健康困扰和精神疾患的人（妻子、丈夫和家人）与医疗保健专业人员之间的教育空白。不仅适合于年轻待孕或已孕夫妇和家庭，也适合于从事妇幼保健的医护、心理／精神卫生、育儿和母乳喂养，以及社会工作等从业人员。

季建林

复旦大学附属中山医院心理医学科主任

复旦大学上海医学院精神卫生学系主任

中华医学会行为医学分会主任委员

2021 年 1 月

推荐序三

《不仅仅是情绪波动》这本书的大部分校审工作是在海拔6 500米的甲岗拉姆雪山下、与零下20°的恶劣天气为伴，在极度缺氧的环境中完成的。这里的风景依旧如天堂一般，以致好多人热爱它如对生命般炙热。眼前时不时飘过将手中的木板置于头顶、胸前、腰下拍打，再置于地上进行滑行、叩首、起身、继续、再继续的佛教信徒，他们的虔诚纯粹未曾迟疑过。此时耳边正传来一首歌"巍峨的雪山，一尘不染的蓝天，神秘圣洁的湖泊虔诚信仰的僧人，一切的一切都是让我神往"。也许就是这份纯粹，促使着我迫不及待地希望这本书的中文简体版尽快的和大家见面。我深深的被肖莎娜和佩克所做出的伟大贡献所感动，是她们让这本书以简单、通俗的语言，将围产期和产后情绪及相关障碍疾病进行了透彻的剖析；同时还引用了许多短小、生动的故事帮助读者进行更好的理解和实践。它是较早被翻译成简体中文的关于围产期和产后情绪及相关障碍疾病的书，同时也让更多专业人士和母婴家庭重新审视围产期和产后情绪及相关障碍的这类疾病。

这本书可以被看作是相关专业人士的工具书和母婴家庭的必备手册。我相信它定会对从事相关职业的专业人士及母婴家庭产生深远的影响并有极大的帮助。

任　丁

2020 年 5 月于申扎

译者序

本书是懿英教育机构引进的第一本以孕产期情绪及心理照护为主题的书籍。2013 年，我们开始推广母乳哺育教育，并在过去的近 8 年中，为众多的孕产家庭提供了相关的咨询服务。在深耕母婴行业的过程中，我们发现，一句"母乳最好"，并不会让母亲选择或坚持母乳哺育，包括孩子在内，母亲本人的意愿、需求、感受，甚至是她的家人，都应该被考虑到。我们也发现，作为母婴行业的专业教育和服务机构，我们肩负着更多的使命，应把视角从母乳哺育扩展到备孕—怀孕—产前—产后整个生育周期，从而全方位的为孕产家庭提供支持和照护。

生育，对于家庭来说，是里程碑式的事件。一位闯入夫妻二人生活的"陌生人"，一下子让生活发生了翻天覆地的变化；再加上孕期和产后的特殊时期里，女性体内的激素环境会不断变化，使得孕期和产后的心理健康成为了一个独特的专业领域。在全球，人们已经越来越多的认识到，即便是在心理咨询和心理治疗方面有多年从业经验的人员，也需要接受关于孕期和产后抑郁症、焦虑症及相关情绪障碍这个主题的专门培训。

我们也陆陆续续收到医护伙伴的询问，希望能引进一本关于孕期及产后心理疾病的预防、自救、治疗和用药的专门书籍，并希望它是一本通俗易懂的读物，能架起孕产家庭和专业人员之间沟通的桥梁。在寻觅了 2 年多以后，我们欣喜地找到了《不仅仅是情绪波动》这本书，而它，满足了以上的所有要求。

希望这本小书，能帮助进入生育周期的家庭，提前预知风险并做好预防；能让正在遭受不良情绪或孕期及产后抑郁症、焦虑症及相关情绪障碍困扰的家庭，找到自助的方法并了解如何寻求专业人员的帮助；能成为相关医疗保健从业人员和其他母婴行业的专业人员的速查手册，在工作中更好地支持和服务孕产家庭。

我们坚信，为中国的孕产家庭提升幸福感的每一件事，都是我们应该并且值得去做的！

懿英教育

2021 年春

关于作者

肖莎娜·S. 贝内特，药学博士（"Shosh 医生"），艾琳娜和亚伦的母亲，在经历了两次危及生命的产后抑郁症后，她于 1987 年建立了产后母亲援助组织。全国性的电视节目聘请肖莎娜为产后专家，新闻频道也邀请她做咨询访谈。她定期接受国家电台的采访，数十家报纸和杂志也提到过她。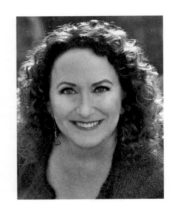
肖莎娜是产后国际联盟的前任主席，著名客座讲师，主题演讲人，美国第一个产后抑郁症应用程序的创建者，电影《完美陌生人》的执行制片人，以及产后行动研究所的联合创始人。她获得了 3 个教学资质认可，2 个硕士学位，1 个博士学位，并获得了临床心理治疗师的执照。

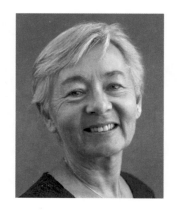

佩克·因德曼，拥有心理咨询博士学位和健康心理学硕士学位，以及婚姻和家庭治疗师执照，并获得了全国性的孕期及产后相关的心理健康认证。她曾在约翰·霍普金斯大学接受过家庭执业助理医师的培训。因德曼医生是产后支持国际联盟前任的教育和培训主席，参加年度会议。她参与课程的开发，也是产后支持国际联盟的培训讲师。因德曼医生曾接受过美国国家电台、国际和全国性的电视台，以及杂志和报纸的采访。因德曼医生在国内外做各类演讲，曾担任联邦和地方政府项目的专家顾问。她有 2 个女儿。

谨以此书献给

我们的孩子艾琳娜（*Elana*）、亚伦（*Aaron*）、

梅根（*Megen*）和艾米丽（*Emily*）

是他们教会了我们如何成为母亲。

还有我们亲爱的来访者，

他们拥有最深的恐惧，

却用最大的希望来信任我们。

致　谢

感谢 Untreed Reads 出版社的苏利瓦（K. D. Sulliva）和杰·哈特玛（Jay Hartma），以及为本书做出贡献的所有人。感谢进行相关研究的出色的同事们，他们帮助我们更好地理解、预防和治疗孕期及产后的情绪和焦虑障碍疾病。在本书中，我们引用了他们的一些有价值的研究，您可以在参考资料部分找到完整的引用文献。

肖莎娜·S.贝内特（Shoshana S. Bennett），药学博士
佩克·因德曼（Pec Indman），博士，婚姻与家庭治疗师

引　言

这本高质量的出版物填补了产后心理状况不佳及遭受心理健康疾病的人（妻子、丈夫和家人）与医疗保健专业人员之间的教育空白。给我们所有人提供了简明扼要的信息！这本书给我们这些从事孕期和产后精神病学临床工作和研究的人明确了治疗方法，评估了药物对于母乳哺育婴儿的影响，探索了预防性治疗方案，以及还有很多——做了相当多非常重要的努力。但是，大众群体需要与相关专业人士取得联系，从而来使用这些数据和资料，才能得到最好的效果。

非常感谢这两位兢兢业业的女性，感谢她们的奉献和体贴，感谢肖莎娜（Shoshana）和亨利（Henry）愿意分享他们产后的痛苦经历。我真诚地希望，读过这本书的人能从你们的痛苦中受益，从而减轻曾经记忆中那些创伤性经历带来的影响。

凯瑟琳·L. 威斯纳（Katherine L. Wisner），医学博士，外科学硕士
西北大学精神病学及行为科学、妇产科学教授
西北大学亚瑟抑郁症研究与治疗中心主任
西北大学费因伯格医学院，精神病学及行为科学系主任

简　介

迎接一名新生儿就像打开了人生中一扇充满无限可能的大门。任何事情都有可能发生。作为医疗保健从业者，我们会尽最大努力帮助父母为分娩做准备，但往往会忽略这样一个现实：这个带回家的新生儿有自己的脾气性格，而且需要日夜不停地照顾，这无疑给生活带来重大调整。

母亲必须从分娩经历中恢复过来，而同时她的身体却还在经历着激素剧变，这就好像是在坐过山车。仅仅是睡眠不足就会让她在家走来走去时头脑一片混沌。她正开始了解她的新生儿，但同时她也失去了以前的生活和自由控制自己时间的感觉。

这些会造成过大的压力，并导致孕期和产后的心理健康问题吗？答案是肯定的，但不是没有希望。如果能获得良好的帮助，孕期和产后的情绪与焦虑障碍疾病将会消失。女性、伴侣和家庭确实能够康复，并能够充分享受生活。《不仅仅是情绪波动》一书将会帮助无数的医疗保健提供者、父母和家庭认识到孕期和产后疾病的表现，并帮助那些正在情绪里"挣扎"的人们。

1

本书汇集了最新的研究进展。这本书很容易理解，并且提供了实用、简洁的说明。面对公众，它以一种直截了当的方式展开话题，并讨论了一系列有效的解决方案。同时，本书还有助于消除孕期及产后相关疾病所引发的耻辱感。本书两位作者给予母亲、伴侣和家庭的支持与指导的时间，加起来超过 50 年。

对于专业人员和正在遭受孕期和产后的情绪与焦虑障碍疾病困扰的人来说，这本书是极佳的帮手。在帮助新父母时，这本书解决了我遇到的难题。这显然是我在实践中使用过的最好的心理健康指南。我非常确信并肯定它的价值，所以我把这本书放在我的办公室里，来送给那些有需要的人。

芭芭拉·德恩（Barbara Dehn），注册护士，外科学硕士

前　言

孕期和产后抑郁症、焦虑症及相关情绪障碍疾病（prenatal and postpartum mood and anxiety disorders，PMADs）很常见。在美国，每年有超过 350 万的生育女性。从怀孕第一天持续至产后一年，抑郁症的发病率为 20%，这就意味着至少有 70 万女性将会患抑郁症。而在中国，2018 年有 1523 万生育女性，产后抑郁症的发病率为 21%（Mu，2018）。这也就是说，约有 319 万女性遭受了产后抑郁症。

孕期糖尿病的发病率为 1%～3%，唐氏综合征婴儿在 35 岁母亲中的发生率为 3%。奇怪的是，这些情况我们都会常规筛查，但对每 5 位母亲中就有 1 位出现的孕期及产后心理健康疾病却不做常规筛查。

当在我们的社区工作时，我们被无数次询问，是否有简单的评估和治疗孕期和产后情绪及焦虑障碍疾病的简易指南。母亲们和她们的伴侣总是在问同样一个问题："为什么这种事会发生在我们身上？我们能做些什么？"很多好的书籍和期刊文章就这个话题已经发表了很多内容，我们的主要目标是将最新的研究和相关知识总结成一种实用、易于使用的形式。

　　这本书不是用作取代个人咨询、团体支持，或医学评估，我们也不打算让它成为一本全面的教科书。《不仅仅是情绪波动》一书将为医疗保健从业者和家庭提供重要信息。我们尝试尽可能提供最重要和最新的评估、治疗方法和可靠的资源。在附录中，你可以找到全书中使用的术语的定义。

　　　　肖莎娜·S. 贝内特（Shoshana S. Bennett），药学博士
　　　　佩克·因德曼（Pec Indman），博士，婚姻与家庭治疗师

目　录

第六章　医疗保健从业人员 / 77

第七章　治疗 / 101

CHAPTER 1

第一章

我们的故事

Our Stories

一位经历过创伤，一位活跃于社会活动，但我们殊途同归，进入并深耕于这个专业领域。

肖莎娜的故事

我和丈夫亨利愉快地期待着我们第一个孩子的出生。我们享受了一段美好的婚姻，并周详地考虑在家里增加一位家庭成员——我们的孩子。我们都是在健康、稳定的家庭中长大的，有着坚实的价值体系。我们受过良好教育，事业成功：我的丈夫是人力资源专家，我是一名特殊教育教师。从 10 岁时我的第一份保姆工作开始，我已经和孩子们一起工作了很多年。

我对照顾孩子很有信心。我对未来的期许也总是包括我自己的孩子。我为自己是一个自力更生的人而自豪，即使在困难的情况下也能很好地应付。亨利来自一个有 5 个兄弟姐妹的家庭，他一直计划自己也要有一个大家庭。我们对未来有许多深思熟虑的计划，我们热切期待着成为父母。

怀孕时我感觉非常棒，无论是生理上还是心理上。上完生育教育课程后，亨利和我都觉得为这件大事做好了准备。课堂上很简略地提到了剖宫产，也没有讲到任何关于怀孕期间或分娩后情绪上可能会经历的困难。这些课程都是关于呼吸技巧和待产包里要装什么。在老师给我们的笔记本上，每张纸的最上面都写着："请不要使用药物。"当然，老师也认为每个女人都要选择母乳哺育。

我忍受了五天半的分娩前驱期（无效宫缩），在这期间，由于不适我无法入睡。接下来是又一天痛苦的宫缩（仍然是前驱期）。我的宝宝是枕横（侧）位以及脸朝前，这种姿势还引起了严重的背痛。我扭动着，大锤般的疼痛一会儿打到身体前面，没有片刻的停歇又转移到了后背。几乎一个星期没睡觉之后，我的身体里面又痛又累，我想我真的要死了。在那一刻，一件非常奇怪的事发生了。我突然感到我在自己的上空看着自己在承受痛苦。虽然当时我无法用语言来形容这种莫名其妙的感觉，但我现在知道这是一种离体体验（out-of-body experience，OBE）。由于宫颈依然没有扩张，我最终接受了剖宫产。

所有按计划进行的愿望破灭了。我曾经是一名专业的舞蹈演员，我的身体总是会随我的意愿而舞动。在这段恐怖的时间里，我的眼前反复看到的是一个美丽、完美、晶莹的玻璃球猛烈地爆炸成数以万计的碎片。我觉得我在一点点失去自我。绝望和无助取代了以前的控制感和独立感。在这之后，创伤后应激障碍（post-traumatic stress disorder，PTSD）困扰了我很多年。

我很快就学会了一项需要长期练习的技能——表演。我被带入一些误区——作为一名母亲，应该立刻感到快乐和满足，同时瞬间就对孩子产生情感依恋。当我在怀里抱住女儿艾琳娜时，我想方设法来说对我的"台词"。"嗨，亲爱的，我真高兴我终于见到你了。"是的，我说了，我也希望有同样的感受。然而在内心深处，我是麻木的。

随着第一次产后检查的临近，压力、害怕和悲观急剧增加。当我开车去医生办公室的时候，焦虑程度上升到了难以想象的程度。我把车停在了高速公路的路肩上。我弯下腰趴在方向盘上，第一次有了惊恐的感觉。当我回到家，并打电话为我的爽约道歉时，我从负责预约的工作人员那里听到的没有关心，只有恼怒。

生完孩子以后，我还没出院，体重就回到了孕前；然而仅在产后4个月时，我超重了近20千克。以前，我一直很享受和产科医生建立的良好工作关系，觉得他尊重我是一个很智慧的患者。而现在，当怀着惊慌失措和郁郁寡欢走进他的办公室时，我感到的却是尴尬和脆弱。当我坐在候诊室里，周围都是准妈妈和抱着新生儿的母亲时，内疚感更加强烈了。我感觉我完全不应该成为一名母亲。

虽然产科医生是友善的，但他技术派的态度让我难以放松。他主要关注的是我的剖宫产伤口，而不是我的体重剧增或者无法抑制的哭泣。带着极大的羞愧，我向他坦白了一些感受，包括"如果生活这样持续，我再也不想待在这里了。"当他靠在椅子上笑着说"这很正常。所有的妈妈都会有这些情绪低落的感觉"时，我震惊了，并且感到很受伤。他给了我他家里的固定电话的号码，让我找他的妻子聊聊，但没有提供任何专业渠道的转介。当10分钟的看诊时间接近尾声时，我第一次有了严重的自杀念头。

我也确实给他的妻子打了电话，她断定我的问题是由于没日没夜地照顾孩子而引起的。她建议我只需要调整宝宝的作息，让它变得规律就好了。我不情愿地加入了一个新妈妈的活动小组。因为大家都这样建议，所以我就去试了。那是我采取的最糟糕的行动之一。当看到满屋子的母亲们都高兴地抱着宝宝时，我比以往任何时候都感到自己是多么的格格不入。

在新妈妈的活动小组中，讨论的"问题"大多是用何种最佳的方式来除去衣服上的配方奶污渍，管理吐奶和安抚挑剔的宝宝。当我在小组活动中提到我过得很不愉快时，顿时降临了一种令人不安的沉默。后来我才知道，我的名字已经被该组织除名了。从我参加的第一次也是唯一一次的小组聚会离开时，我比以往任何时候都感到更不胜任和害怕。现在我知道我是这个世界上最糟糕的母亲了。

另一个复杂情况是母乳哺育。虽然我的女儿可以很轻松地含乳，但我因炎症和出血而疼痛难忍。我是一个"好"学生，完全按照护士建议的那样提前为乳房做准备——用毛巾擦拭乳头，让它变得结实一些。我请了一个著名哺乳组织的资深泌乳顾问来帮助我。

这位泌乳顾问提出的减轻母乳哺育痛苦的建议确实非常有帮助，但当我提出将在 6 个月后返回职场而不得不停止母乳哺育时，她的情感支持立即消失了。她立刻离开了我家。这时我彻底决定了停止母乳哺育，也彻底感觉到了自己是个失败者。

家里的生活既可怕又不堪忍受，我陷入了产后强迫症（obsessive-compulsive disorder，OCD）。伤害宝宝的可怕念头一直折磨着我。我会想象用每一件家庭用品来伤害我无辜的孩子。我不小心把孩子从二楼的栏杆扔出去，把她扔到壁炉里，或者把她放进微波炉里，这些都是经常困扰我的想法。我不相信自己能一个人和孩子待在一起。连我丈夫都不知道这些可怕的想法，因为我甚至对自己都几乎无法承认、接受这些想法。

如果我能睡着的话，我会在惊恐来袭时彻底惊醒，怀疑第二天是否还能活着。像看电视这样的普通行为都可能会把原本让我感到沉闷的一天变得更抑郁。广告中的母亲们穿着波浪裙摆的白色连衣裙，抱着裸身的婴儿，愉快地换尿布，脸上带着天使般的微笑，这些都把我推进了更深的低谷。所有的一切都在微妙地提醒着我，我和其他的母亲都不相同。

丈夫去上班的时候，我会乞求，"别离开我，我没办法一个人在家！"他下班回来后会发现我的情绪和他早上离开时一样。我仍然记得我丈夫每天晚上都带着那种担心的表情在窗前凝视，试图看看我们这样的人，会有多少人在哭。如果只有一个，那就是我。

亨利对我很失望。他的母亲已经做了20年产后护士，在没有丝毫"情绪低落"的情况下自己生了5个孩子。她给亨利灌输类似这样的没有帮助的信息，比如"肖莎娜现在是母亲了。她需要停止抱怨，只要去做就好了"。每天晚上我可以喘息的时间就是把宝宝扔给亨利，径直走到车道上跳进车里，坐在车里哭半小时。没有笑声，没有幽默，没有朋友，也没有计划，有的只是绝望。

在产后，我和我的母亲共度了3个星期。她给我提供了非常多的支持，但即便她有心理治疗师的背景，也没能够识别出这种严重疾病的迹象。在接下来的一年中，我持续地在走下坡路。我不允许自己和丈夫有情感和身体上的任何联结与接触。我持续地由于失眠和焦虑而睡眠不足，吃饭的时候感受不到很多滋味，女儿有需求的时候我才会动一动。我觉得自己被活埋了，也没有机会爬回到地面上。我见过一位心理治疗师，他从来没有问过我任何关于抑郁或焦虑的家族史。她所做的全部，只是问了我的经历。而且如果她找不到真正的问题所在，就会编造一个。她先是责怪我的祖母，然后又责怪我妹妹，最后她试图说服我是剖宫产导致了目前的病情。结果就是，我觉得比见她之前更"疯狂"，我发誓再也不会向其他专业人士敞开心扉了。当艾琳娜 2 岁半时，我的焦虑和抑郁开始明显好转。我对自己说："也许我可以做一个母亲。"从孩子出生之后，我第一次又烫卷了头发。我开始享受美食，开始重新看到了五彩斑斓，而不是灰暗。

就像第一次怀孕一样，我的第二次怀孕也是完美无缺，没有并发症。那时我正在享受与女儿待在一起的时光，于是感觉第二个孩子也会是一种乐趣。经过两天的前驱阵痛后，我决定了剖宫产。在我们的儿子亚伦出生后，刚刚获得的快乐和从抑郁中得到的解脱戛然而止。虽然我可以在生活起居上照顾他，但我以前"不胜任"的感觉又回来了。面对才 3 岁半的艾琳娜，我很容易发脾气。作为一名教师，我了解孩子的成长，所以我对待她的方式，让自己感到无以言表的羞辱和内疚。妈妈在她身上"全神贯注"的短暂时间突然消失了。

1987 年，当亚伦快满 1 岁的时候，亨利兴奋地叫我看他正在看的一部关于产后抑郁症的电视纪录片。当这个节目描述这种疾病、症状、原因和可能的治疗方案时，我震惊了。节目结束时，我哭了 1 小时，我看着丈夫说："那就是我！"这么久以来，终于有人描述了我所经历的剧烈的痛苦，这种如释重负的感觉，就像是从我的身体里举起了一个重物。同样重要的是，我终于听到，产后抑郁症是可以被诊断和治疗的，它是可以被治愈的！如果这种情况如此普遍，我想，这些遭遇者都在哪里？为什么我们和我们的家人要遭受这些痛苦，而没有专业人士的帮助？

我开始阅读我能从世界各地获得的所有资料，并意识到许多国家在认识和治疗产后心理健康问题方面，正以超过光年的速度领先于美国。在我进行研究的过程中，我看到在圣巴巴拉有一位叫作简·霍尼克曼（Jane Honikman）的人，她是产后支持国际联盟（postpartum support international，PSI）的创始人。

简慷慨地向我提供了有价值的信息，以便我可以开始在旧金山湾区创办一个自助小组。

尽管我仍然很抑郁，但我对自己所学到的东西感到兴奋，并想与其他有同样遭遇的人和康复者一起分享我的知识。与我参加的新手妈妈互助小组相比，我的小组将是一个安全的场所，女性可以公开地讨论她们的抑郁和焦虑情绪，而不必害怕会受到评判。20 世纪 80 年代还没有互联网，我贴了两张传单，一张在当地的超市，另一张在我孩子的儿科医生办公室。反响惊人！电话从北加州的各个地方打来，有些甚至从遥远的夏威夷打来。每周我的客厅都会挤满 6 ～ 15 位女性，她们渴望得到支持和指导。

我开始相信产后疾病需要拥有和其他精神类疾病一样的支持、心理关注和治疗工具。我便开启了我新的职业使命，那就是致力于产后情绪和焦虑障碍疾病的研究和治疗。从那时起，我成为了一名临床心理治疗师，在当地成立了相应的组织。我本人也成为加州州立组织——产后健康联盟的主席，以及产后支持国际联盟的主席。在《不仅仅是情绪波动》这本书之后，我又被邀约写了另外三本书，为产后抑郁症开发了第一个应用程序，并担任电影：《完美陌生人》（*Dark Side of the Full Moon*）的执行导演。简·霍尼克曼和我共同成立了产后行动研究所，目前我负责该机构的运营。

30 多年来，从我在家里的客厅开始建立的支持团体一直在持续开展活动并蓬勃发展。作为一名演讲者、作家和心理学工作者，我很高兴自己将用毕生坚持这份工作。

▌佩克的故事

从我记事起，我一直对政治、情感和社会学问题感兴趣，因为它们与女性相关。20 世纪 70 年代，我成为了一名家庭医生助理，并在社区层级的家庭卫生诊所工作了很多年。我的兴趣很广泛，而且工作也让我去了不同的地方，例如，专门为女性开设的诊所、健康中心以及体重管理中心。

在获得健康心理学硕士学位后，我决定继续攻读心理咨询博士学位。其间，我也获得了婚姻和家庭治疗（marriage and family therapy，MFT）的从业资格证书。我的许多来访者都是从医生那里转介而来，我与我的客户，特别是女性，大部分工作都集中在与情感健康和幸福相关的问题上。

有一天，在候诊室等待与一位医生的会面之前，我偶然看到了一本来自产后支持国际联盟的描述产后抑郁症的小册子。我快速记下了网址，心想："我需要更多地了解这个"。在了解到更多关于产后抑郁症的信息后，我的情绪非常复杂。我经历了悲伤、极度愤怒、抓狂和耻辱。在我接受的多年训练中，我对孕期及产后的情绪障碍疾病一无所知。我回想起了一些可能误诊的女性。为什么医疗保健从业者不被教授有关产后抑郁症的知识？我的愤怒促使我采取行动。

在不孕不育检查、腹腔镜检查和流产之后，我服用了氯米芬

（一种辅助生育的药物）。当我 40 岁的时候，我的第二个女儿出生了。孕期进展得很好，女儿出生体重是 3.9 千克，她们都是剖宫产出生。分娩体验也不错。当我回到病房，我的丈夫、父母和哥哥庆祝时，我的大女儿能在婴儿安抚椅上轻摇她的妹妹。我确实有"产后情绪低落"的症状，但每次随着伤口愈合都会消失。总之，我的怀孕、分娩和产后经历都是愉快的。但当我了解到孕期和产后的一系列情绪及焦虑障碍疾病时，它们都增加了我的愤怒。所有的女性都应有权得到身心健康的怀孕和产后体验！而且所有的医疗保健工作者都应该像对待妊娠糖尿病或其他孕期和产后的健康问题一样，对心理健康疾病进行筛查和治疗。

　　以往活跃于政治行动的经历对我很有帮助。我参加一些组织，读很多书，参加会议和培训。产后支持国际联盟的简·霍尼克曼告诉我，东湾有个叫肖莎娜·贝内特的女性，正在做与产后有关的工作。我打电话问她是否愿意和我见面，以确保我做的是对的。从那时开始，我就一直是产后支持国际联盟的联络员，并担任其教育和培训委员会主席的工作。在美国进行课程设计和担任培训讲师后，我又很荣幸地被邀请到北京、上海、雅加达和墨西哥城做培训。我也为联邦和地方政府的孕产期项目提供咨询。作为产后支持国际联盟教育委员会的一员，我很高兴参与了我们第一张教学视频《健康妈妈，幸福家庭》的制作。近期，我也成为了国家认证的孕期及产后心理健康专家。

　　这项工作早已成为了我的热情所在，我从来没有在个人及专业上收获如此多的意义和回报。我希望你也能加入我们的这项使命。

CHAPTER 2

第二章

孕期和产后的心理状况与情绪障碍疾病

Perinatal Psychiatric Illness

本书的最后有一个附录，来明确和解释我们使用的医学术语或词的含义。

孕期和产后抑郁症、焦虑症及相关情绪障碍（PMADs）会在整个孕期和产后的第一年发生。孕期或产前（怀孕期间），以及产后或产后即刻（分娩后），这些术语也用于更精准地描述这些情况发生的时间。这些抑郁症、焦虑症及相关情绪障碍疾病主要是由于激素变化而引起，这会影响到脑部一种叫作神经递质的化学物质。遗传因素，以及同等重要的生活压力因素，如搬家、生病、伴侣支持不足、财务问题和社交隔离，都会对一个人的精神状态产生负面影响。有过流产史、生育困难的父母和收养孩子的父母，也都面临更严峻的心理健康挑战。LGBTQ（女同性恋、男同性恋、双性恋、变性人、性别认同混乱）成为父母后，由于受到歧视和较少的社会支持，发展成为 PMADs 的风险也更高。了解和关注你的风险因素可以减少危机的发生。强有力的情感、社会和生理上的支持都将有助于康复。

中国长春的一项关于产前焦虑的研究发现，有 20.6％的女性在孕 38 周时患有焦虑症（Kang，2016）。在广州进行的一项研究发现，56.2％的来自独生子女家庭的母亲在分娩 6 周后发生了抑郁（Xiong，2018）。Chi（2016）指出，30％的中国母亲在产后会有持续长达 3 年的抑郁。

有婴儿出生的地方，就会有 PMADs 发生。在一项大型调查（Norhayati，2014）中，调查了全球产后抑郁症的发病率；这项研究发现，发展中国家女性的发病率为 1.9%～82%，而不同的发达国家有 5.2%～74% 的女性遭受 PMADs 的困扰。

PMADs 疾病的表现与其他时期的其他情绪或焦虑障碍疾病有很大的不同，因为这个时期，身体内的激素水平会不断上下波动。患有 PMADs 的女性常常感觉自己好像失去了控制，因为她们永远无法预测自己在任一特定时刻的感受。例如，早上 8 点可能会焦虑不安，上午 10 点感觉几乎正常，而上午 10 点半又会变得抑郁。

有过抑郁症病史的来访者告诉我们，孕期和产后抑郁症与他们生活中其他时期的抑郁感觉非常不同（通常要严重得多）。肖莎娜的一位产后的来访者曾经得过乳腺癌。在参加一个支持小组时，她很好地描述道：

当得知患了癌症时，我认为那是最糟糕的经历了，但我显然错了。在患癌症期间，我允许自己请求和接受帮助，并预见到自己会沮丧。我的朋友和家人都在我身边，给我送饭，帮我打扫房间，给我很多情感上的支持。而现在，在产后抑郁症期间，我为寻求帮助而感到内疚，为自己的抑郁症而感到羞耻。每个人都觉得我应该感到快乐，不接受这种和癌症一样真实存在的疾病。

有这些症状的女性需要大声说出来，并坚持获取合适的照顾。在过去，这些疾病被低估了，甚至被忽视。研究表明，治疗 PMADs 对于母亲、婴儿和整个家庭的健康和幸福是多么重要。

2017 年，美国妇产科医师学会（ACOG）指出了这些疾病的严重性。"孕期和产后抑郁症、焦虑症及相关情绪障碍疾病是育龄女性最常见的心理健康状况之一。当未经治疗时，这项疾病会对女性及其子女产生巨大的不利影响，包括对医疗保健的依从性差、病情恶化、人际和财务资源的损失、吸烟和其他物质滥用（substance use）、自杀和杀婴"（Kendig，2017）。

▌孕期和产后抑郁症、焦虑症及相关情绪障碍

孕期和产后抑郁症、焦虑症及相关情绪障碍（prenatal and postpartum mood and anxiety disorders，PMADs）包括以下 6 种主要的情况：

- ✤ 抑郁症（depression）
- ✤ 双相情感障碍Ⅰ型或Ⅱ型（bipolar disorder Ⅰ or Ⅱ），有时被称为双相谱系障碍
- ✤ 精神病（psychosis）
- ✤ 强迫症（obsessive-compulsive disorder，OCD）
- ✤ 惊恐障碍（panic disorder）
- ✤ 创伤后应激障碍（post-traumatic stress disorder，PTSD）

本章将会解释每一种疾病，包括一些最常见的症状和危险因素。需要注意的是，症状及其严重程度会随着疾病的发展而变化。此外，当"个人或家族史"需要被列为高风险因素考虑时，要意识到通常有这些情况的家属可能从没有得到过正规的

诊断或治疗。

孕期的情绪障碍疾病

与大众通常的认知相反，怀孕并不总是一种快乐的、闪亮的经历。孕妇可能，而且也确实会经历抑郁症、双相情感障碍（躁郁症）、焦虑症和惊恐障碍、创伤后应激障碍、强迫症甚至精神病。这可能是先前疾病的再次发生，或是新疾病的第一次发生。大约15%～23%的孕妇有过抑郁症的经历（Wistar，2013）。这些比率在青少年和贫穷女性中甚至更高。

在美国一项对于10 000名新妈妈的研究中发现，到产后第一年末，1/5的女性患上了产后抑郁症。其中26.5%的女性在怀孕前就有抑郁症病史，33.4%有孕期的抑郁症病史，40.1%有产后抑郁症病史（Wisner，2013）。

令人困扰的是，许多在孕期出现的正常情况与抑郁症的症状非常相似。因此有些症状很容易被忽略或忽视，而将其视为怀孕的正常部分。如果症状的表现超出了正常范围，对其进行评估和治疗是很重要的。以下的内容提供了一些指导原则，以确定症状是由怀孕引起，还是因为抑郁症而引起（表2-1）。

表2-1 正常情况与抑郁症的区别

怀　孕	抑　郁　症
• 情绪起伏，哭泣	• 情绪主要表现为低落、忧郁、绝望
• 自尊心未改变	• 低自尊、内疚

续　表

怀　孕	抑　郁　症
• 可以入睡，会被生理上的原因唤醒（膀胱充盈、烧心），但可以重新入睡	• 可能难以入睡，可能会在清晨很早就醒来，并且无法再次入睡
• 容易疲劳，但通过休息可以恢复，并感到有精力	• 休息无法减轻疲劳
• 感觉快乐、喜悦和期待	• 感觉不到快乐和喜悦
• 食欲增加	• 食欲可能减少

孕期的抑郁症和焦虑症

当情绪或焦虑障碍疾病的症状使人很难正常工作和生活时，治疗就是必要的。治疗可以包括传统方法（心理咨询和药物治疗）、非传统方法（如瑜伽或针灸），或任何的治疗组合。最重要的是使用最有效的方法，让你感觉自己又回来了。孕期的抑郁症和焦虑症与较少的产前照护、低出生体重（2.5千克以下）和早产（出生胎龄小于37周）相关。怀孕期间严重的焦虑可能会妨碍胎儿的生长。部分原因是因为一种在压力下释放的激素——皮质醇，会导致胎盘内的血管收缩。当孕期的PMADs不被治疗时，物质滥用也会很常见，这是非常不健康的。

有些女性在服用药物治疗抑郁症、焦虑症或其他精神健康问题时怀孕。许多药物在怀孕期间被认为是可以服用的，而且如有必要，是建议持续服用来确保女性健康的（Janecka，2018；Andrade，2018）。针对严重的注意缺陷多动障碍（attention deficit hyperactivity disorder，ADHD），医生会开具处方药。这些药物包括哌甲酯和安非他明。这些药物不会增加出生缺陷的风险（Huybrechts，2018）。建议母亲要找一位对孕期药物安全使用的最新研究熟悉的医疗保健人员。不要假设所有的医疗保健人员都熟知或会对治疗孕期的情绪或焦虑问题的知识进行不断地更新（参见第三章中的"寻找治疗师或医生"的内容）。

怀孕前停止服药的女性，重度抑郁症（major depressive disorder，MDD）再次患病的可能性在 50 %～ 75 %（Cohen，2006）。换言之，只有 25 %～ 50 % 的在备孕前停止服药的女性情况仍然良好。在受孕时或怀孕早期停药的患者中，MDD 的复发率为 75 %，其中有高达 60 % 会在孕早期复发。这意味着，一旦发现怀孕就停止服药的女性，大多数会在怀孕早期复发。在一项研究中，42 % 在怀孕时停止服药的女性在孕期的某个时候又恢复了服药（Cohen，2004）。本书最后的参考资料部分提供了关于药物的使用指南。

抑郁症和焦虑症的症状

+ 悲伤情绪
+ 易怒、易激惹
+ 缺乏快乐或丧失兴趣，对未来产生无望感
+ 内疚
+ 过度担心或害怕
+ 社交退缩
+ 食欲和睡眠紊乱

风险因素

✥ 个人或家族有精神疾病史（包括已被诊断的和未被诊断的）

✥ 支持系统缺乏

✥ 正在停止使用抗精神病药物治疗

✥ 有被虐待或家暴史

✥ 有流产史

史黛西的故事

　　我曾经一直想当妈妈。我是4个兄弟姐妹中的老大，我的弟弟和妹妹需要我来照顾。我们都受到过虐待，我在高中和二十几岁时就因抑郁症而接受治疗。当我怀孕的时候，我立即停止了服用药物。这是一个糟糕的怀孕，我变得非常抑郁。吃得不好，不想买婴儿用品，我没有感觉到任何我原本认为应该感到的快乐和兴奋。我觉得我不能成为一个好妈妈，我犯了一个大错误。

　　最后，在被诊断为产后抑郁症之后，我又继续服药。我开始感觉好多了，为宝宝买东西，最重要的是享受有我女儿的日子。"当我想再次怀孕时，我咨询了一位接受过孕期药物相关主题培训的精神科医生。我们一起讨论了服用药物和不服药而再次患抑郁症对于我、宝宝和我的大孩子的风险。我决定在怀孕期间继续服药。第二次就完全不同了。我真的发自内心的喜欢我身体里正在一点点长大的孩子，在他出生后享受有他（和他的姐姐）的日子。我真希望第一次怀孕也能如此的享受。"

产后"情绪低落"——不是一种疾病

"产后情绪低落（Baby Blues）"一词用来形容宝宝出生后 2 周内出现的**轻微**情绪波动。这并不是一种疾病，因为大多数母亲都有过这种经历。

产后情绪低落

✤ 发生于 80％的母亲

✤ 通常在产后 2 周内发生

✤ 应在产后 3 周内消失

症状

✤ 喜怒无常

✤ 哭泣

✤ 悲伤

✤ 担心

✤ 注意力不集中

✤ 健忘

✤ 有依赖感

原因

✤ 激素水平快速变化

✤ 分娩的生理和情绪压力

- 生理上的不舒服
- 怀孕和分娩后情绪低落
- 意识到并害怕增加的责任
- 疲劳和睡眠不足
- 对分娩、伴侣支持、养育和宝宝感到失望

黛博拉的故事

在宝宝出生后的一个半星期里，我会无缘无故地哭。有时我感到被压垮了，尤其是当晚上醒着，和儿子在一起的时候。有一次我甚至认为生孩子是犯了个大错。我对丈夫感到愤怒，因为他的生活几乎还是和往常一样，而我的生活却发生了翻天覆地的变化。当我两周后开始去妈妈聚会时，我感到如释重负，因为其他所有的妈妈也都有同样的感觉。

黛博拉的治疗

由于黛博拉正在经历常规的产后调整，她不需要任何正式的治疗。为了享受新生活，她所需要的就是和其他妈妈进行社交，多睡一会儿，花点时间照顾自己，和丈夫一起制订一个分担照顾孩子和家庭责任的计划。

产后的抑郁症与焦虑症

这一部分描述了女性在分娩后的第一年发生的抑郁和焦虑疾

病。疾病的发生和进展通常是渐进的，但也可能会很快在产后第一年的任何时候开始发病。对于收养孩子的父母来说，孩子进入家庭后的第一年开始发病。甚至在婴儿进入家庭之前，收养过程本身往往就会产生压力和焦虑。

症状可能包括

- 过度担心和焦虑
- 易怒或脾气暴躁
- 感到被生活压垮而且无法应付
- 很难做决定
- 悲伤
- 绝望
- 感到内疚
- 睡眠问题（入睡困难或睡不踏实，或者睡眠过多）
- 疲惫或透支
- 无明显生理原因的躯体症状或不适
- 在宝宝身边会感觉不自在，或对宝宝没有感觉
- 注意力不集中（例如，可能会错过事先的约定）
- 失去兴趣或愉悦感，性欲下降
- 胃口改变，特别是体重下降或增加

在一项来自中国的研究中，女性表达了她们感到身心俱疲。在"母亲"这个新角色上，她们觉得自己是失败而糟糕的妈妈。传统的产后生活，如"坐月子"，与更现代的新母亲的体验方式之间存在冲突。这些母亲觉得她们对做母亲的期望与实际经历大

相径庭。婆媳关系和对生女儿的失望也是导致她们抑郁的原因（Gao，2010）。

风险因素

‡ 如果有产后抑郁症 / 焦虑症病史，有 50% ～ 80% 的患病风险

‡ 孕期的抑郁症或焦虑症

‡ 抑郁症 / 焦虑症的个人或家族史

‡ 突然断奶

‡ 流产史（自然流产、人工流产、死胎、新生儿猝死综合征，或其他情况的婴儿死亡）

‡ 社交隔离或缺乏支持

‡ 曾有经期前综合征（premenstrual syndrome，PMS）或经期前焦虑障碍（premenstrual dysphoric disorder，PMDD）史

‡ 服用避孕药或生育药物时出现过消极的情绪变化

‡ 甲状腺功能障碍（thyroid dysfunction）

‡ 正在停止抗精神病药物的治疗

在中国，有抑郁症史、备孕准备不足、与丈夫、父母以及公婆关系不良与产后抑郁症较高的发生风险密切相关（Chi，2016）。

萝莉的故事

我很高兴有了我们的女儿。我的怀孕过程很顺利。有

人提醒过我关于"产后情绪低落"，但我就是无法摆脱泪水和悲伤，每天似乎越陷越深、日子越来越灰暗。当时我正在哺乳，尽管没有任何食欲，但我还是会强迫自己吃饭。产后的第一个月，我的体重就减掉了大约 13.6 千克。晚上睡不着觉。我的丈夫和孩子会睡着，但我的大脑里会闪过一个又一个的担心。我累得筋疲力尽，觉得大脑被绑架了。我做不了决定，不能集中精力，也不想和孩子单独在一起。

我想逃离，我退出了朋友的圈子，也会因为不回复电话、电子邮件或短信而感到内疚。我不明白为什么会这么难过；我有一个最伟大、最支持我的丈夫，一个我爱的家，还有我一直想要的漂亮宝宝。有时我觉得自己离她很近，但有时我觉得自己是在应付了事——觉得她可能是别人的孩子。我想我是世上最糟糕的母亲和妻子。

萝莉的治疗

萝莉开始接受心理治疗，服用一种由精神科医生开的睡眠药物，以及使用经颅磁刺激（transcranial magnetic stimulation, TMS）治疗抑郁症。经过持续 4 周的每日进行 TMS 治疗的疗程后，抑郁症有所缓解。她开始通过规律的休息来照顾自己，每隔几个小时就吃一点东西，直到食欲恢复，并且开始服用药物级的 Omega-3 脂肪酸补充剂。她开始参加产后抑郁症的支持小组，并与其他有类似经历的妈妈见面。几个月后，她觉得原来的自己又回来了。

▌强迫症

高达 11％ 的新妈妈患有强迫症（Miller，2013），在这些患有强迫症的新妈妈中，有超过 38％ 也患有抑郁症。

症状可能包括

✣ 侵入性、重复性和持续性的想法或想象的画面

✣ 经常有关于婴儿受伤或死亡的想法和（或）想象的画面

✣ 对这些想法／画面感到极度恐惧和恶心

✣ 会出现试图缓解焦虑的想法，并可能会采取一些行动（例如，避免使用刀具或避免走到高处）

✣ 不停地计数（尿片）、反复检查（宝宝的呼吸）、反复清洁或其他重复行为

✣ 害怕细菌

✣ 担心自己或宝宝的健康

风险因素

个人或家族的强迫症病史（诊断或未经诊断的）

塔尼娅的故事

　　每次靠近阳台时，我都会紧紧抱着孩子，直到回到房间并把门关上。此时，我才觉得孩子在被我扔出去的危险中转

危为安了。我被想象中的血腥场面吓坏了。放在厨房的牛排刀让我浮现出刺伤宝宝的画面，所以我让丈夫把刀藏了起来。我从来没有单独给孩子洗澡，因为我怕他淹死。

虽然我觉得我不会真的伤害我的宝贝儿子，但我从来不相信自己能和他单独在一起。我很害怕会闪过一个念头，然后真的做了其中一个可怕的想法。如果我的孩子生病了，那都是我的错，所以我会不断打扫，以确保没有细菌。虽然我向来都比别人更小心，但现在我每天都要反复地检查门窗是否上锁了。

塔尼娅的治疗

在与塔尼娅单独会面两次后，她的治疗师建议丈夫与她一起参加下一次治疗。塔尼娅需要治疗师确保她的丈夫知道她不是"疯了"，永远不会真正伤害孩子。不要告诉他具体的带有画面感的想法，这些塔尼娅通常称之为"可怕的念头"。在接受了治疗师传递的知识后，丈夫也转变了对她"一直很紧张"的恼怒情绪。

塔尼娅开始服用抗抑郁药，很快恐惧的念头就不那么频繁地出现了。她开始服用药物级的 Omega-3 脂肪酸补充剂，每隔几小时就稍微吃一点或喝一些营养食品，直到食欲恢复。治疗师建议，等再过几个星期后，她可以加入一个支持小组。到那时，当她听到别人也有焦虑情绪时，就不会那么脆弱了。同时，她还得到了一些从产后强迫症中康复的女性的姓名和电话号码。

▌惊恐障碍

惊恐障碍发生在约 15.8％ 的孕妇和 17％ 的产后新妈妈中（Fairbrother，2016）。

症状可能包括

⁜ 极度焦虑的发作

⁜ 呼吸短促、胸痛、窒息感、头晕

⁜ 潮热或寒战、颤抖、心跳加快、麻木或刺痛感

⁜ 坐立不安、烦躁或易怒

⁜ 惊恐发作时，女性可能担心自己会发疯、有濒死感或失控感

⁜ 惊恐发作时会惊醒

⁜ 通常没有明显诱因引起惊恐发作

⁜ 过度的担心和害怕（包括害怕更多的惊恐会发作）

风险因素

⁜ 有焦虑或惊恐障碍的个人或家族史（已被诊断的或未被诊断的）

⁜ 甲状腺功能障碍

克丽丝的故事

产后 3 周左右开始，除了儿科医生的预约检查，我就完全不出门了。我担心我可能会在商店里惊恐发作，不能照看

我的宝宝。我不知道惊恐何时会淹没我，让我失去理智。窗户必须一直开着，否则，我会觉得如果受到惊恐障碍的攻击，我就会窒息而死。

第一次惊恐发作时，我以为是重大心脏病发作。一个朋友开车送我去看急诊，医生告诉我这只是压力。他给我开了一些药，但我不敢吃。回家的时候，我觉得自己很傻，我的行为就好像雷声大雨点小，一惊一乍之后什么事儿也没有。

所有人都告诉我，母乳哺育可以让我放松下来，但事实却恰恰相反。我永远不知道孩子吃到了多少母乳，而这着实让我很担心。有时，奶阵来时，我就会有惊恐发作。第一位治疗师告诉我，我和母亲的关系肯定有问题，但我知道这不是真的，而我也没有再见那位治疗师。许多个夜晚，我醒来时浑身是汗，心跳得又快又猛烈。我的脑子里充满了焦虑，我担心如果我死了，谁来照顾我的孩子。我觉得我要疯了，我太害怕了。

克丽丝的治疗

克丽丝第一次接受治疗是通过电话，因为她觉得她不能出门。她太害怕开车了，尤其是在隧道里和大桥上。第二次的治疗是她丈夫开车送她来的，沿途也避开了这些地方。克丽丝在治疗时需要靠门坐着，因为她有时觉得要跑到外面去透透气。她开始上压力管理课，医生让她做了一系列实验室检查以排除引起恐慌的生理原因。她的治疗师敦促她每晚至少要有一半的时间在睡觉。克丽丝的丈夫开始接管了在每晚前半夜照看孩子的任务。克丽丝立刻感到保证了睡眠以后，压力水平就降低了。她参加了一个婴儿抚触班，这同样也有帮助。

▍精神病

精神病是一种严重的疾病，它会让一个人失去与现实生活的联系。每 1 000 名孕期和产后的女性中就有 1 人或 2 人患有此病（Sit，2007）。

通常在女性分娩后的头 2 周内会发病。产后精神病的患者中，会有 5% 的自杀率和 4% 的杀婴率（Brockington，2017）。

症状可能包括

❖ 看到、听到或感觉到其他人没有看到、听到或感觉到的事情（例如，听到上帝或魔鬼的声音，或从电视上获得"秘密信息"）

❖ 妄想或错觉（例如，关于婴儿死亡、否认生孩子或需要杀死婴儿的想法）

❖ 躁狂

❖ 说一些别人听不懂的话，胡言乱语

❖ 思维混乱

❖ 暴怒

❖ 偏执

❖ 反复出现一些症状（例如，这一刻她看起来是正常的，而下一刻又会出现幻听）

风险因素

❖ 精神病或双相情感障碍的个人或家族史会增加40％～50％的发病风险

❖ 精神分裂症（已被诊断的或未被诊断的）

❖ 曾经患有产后精神病和双相情感障碍

❖ 激素变化、产科并发症、睡眠不足和环境压力增加

麦克的故事

　　我妻子歌莉雅的怀孕很顺利，分娩时间很长。我们很高兴有了第一个孩子，是个儿子。但在孩子出生后的几天内，我的妻子就开始退缩到她自己的世界里。她与人交流变得越来越少，变得越来越糊涂和多疑。我几乎不得不把她"扛"进治疗师的办公室；到那时，她已经几乎不能说话或回答问题，也无法在治疗师给我们的表格上写上自己的名字。我被告知需要立即送她去医院。

　　当我们到达医院时，她变得害怕，然后变得很暴躁。她最后被捆绑住了。幸运的是，她对抗精神病药物反应很快，大约1周后就可以回家了，并且持续康复。

　　随着时间一天天过去，在医生的指导下，歌莉雅最后停止了药物治疗。

　　我们一直想要两个孩子，为此我们咨询了治疗师和精神

科医生。经过精心的规划，我们现在有了第二个孩子，而且第二次完全没有重蹈覆辙。

歌莉雅的治疗

出院后，歌莉雅继续接受了心理咨询和精神科医生的治疗。精神科医生仔细监测了她的用药情况，她努力理解和处理发生在她身上的事情。最终，她加入了一个专门为产后精神病康复者提供的产后支持线上小组，这对她非常有帮助。小组的负责人还告诉了她一些住在附近的女性康复者的姓名和电话。这些女性也曾得过此病，并可以提供线下的面对面的康复支持。

▌创伤后应激障碍

创伤后应激障碍会发生在危及生命或造成伤害的事件之后，如性虐待或性侵犯，或创伤性分娩。高达 6% 的女性患有此病；孩子在重症监护室时父母的患病率更高（高达 30%）。根据贝克（2011）的研究，34% 的母亲认为她们的分娩和生产经历是创伤性的，高达 9% 的母亲的症状足以被诊断为 PTSD。

症状可能包括
‣ 反复的噩梦
‣ 极度焦虑

❖ 经常回忆曾经的创伤事件（例如性、身体和情感事件以及
　分娩）

风险因素

❖ 过去经历过的创伤事件

❖ 创伤性分娩

❖ 与怀孕或分娩有关的严重身体并发症或创伤

❖ 婴儿住在新生儿重症监护室（NICU）

詹妮弗的故事

　　在分娩的过程中，所有的一切就像洪水般卷土重来。我
感到恐惧和脆弱。我原本以为童年时受到的虐待对我的影响
已经被治愈了。但好像这么多年的治疗都是时间和金钱的浪
费。在分娩过程中失去控制让我很尴尬。我很愤怒小时候发
生的事仍然一直影响着我。

　　治疗师告诉我，噩梦和闪回片段会消失，但我真的不敢
确定。它是如此真实——就像虐待一次次地又发生了。我甚
至不能让我可怜的丈夫和宝宝单独在一起。我连丈夫都不能
相信，我意识到这种感觉是病态的。我真是一团糟，也许我
永远不会是一个正常的母亲。

詹妮弗的治疗

　　詹妮弗雇用了一位产后导乐来照顾了她和孩子2个月。
这位可以信任的导乐几乎到哪里都陪伴着詹妮弗，让她感到

很舒服。她开始每周进行治疗，最后加入了一个支持小组。最终，她和她的治疗师一致认为，她可以结束药物治疗了。

双相情感障碍Ⅰ型或Ⅱ型（有时被称为双相谱系障碍）

也被称为躁郁症，双相情感障碍的特点是情绪波动从非常高（mania，躁狂）或高（hypomania，轻躁狂）到情绪低落（抑郁）。女性常常会在抑郁症发作期间寻求治疗，通常被误诊为患有抑郁症，而不是双相情感障碍。

症状

+ 躁狂（双相Ⅰ型）或轻躁狂（双相Ⅱ型的躁狂程度低；描述见附录）
+ 抑郁（几乎总是存在）
+ 快速而剧烈的情绪波动

风险因素

+ 双相情感障碍的个人或家族史（已被诊断的或未被诊断的）

塔米的故事

在我儿子出生后，我比以往任何时候都要幸福，一切都很美好。每个人都告诉我，当孩子睡着后我应该睡觉，但是我太兴奋了，睡不着觉。我真的为自己感到骄傲，因为我可以把房间打扫得一尘不染，能照顾好孩子，而且仍然能看起来状态很不错。我丈夫很高兴，当他回家的时候，晚餐总是已经为他准备好了。我像超人一样处理一切事物，感觉自己站在世界之巅。大约2周后，我的世界开始失控，我彻底崩溃了。我开始变得很容易哭，1分钟后我又开始憎恨我的丈夫，并且想离婚。我开始做一些奇怪的事情，比如整天记录下宝宝的哭声，以便研究他的哭声。我也会记录下我认为深刻的一些想法，我的头脑1秒也慢不下来，我筋疲力尽了。

塔米的治疗

不幸的是，塔米的第一次诊断被误诊为产后抑郁症，医生给她开了抗抑郁药。服用药物后，她变得更加躁狂。最终她被一位精神科医生诊断为产后双相情感障碍。医生给塔米开了几周的抗精神病药物，让她在丈夫晚间照看孩子的时候能睡觉。她还用上了情感稳定剂。为了帮助她重新设置"体内生物钟"，她每晚睡觉前都戴上特殊的眼镜，很快她的服药量就减少了。在治疗过程中，她开始了解自己的遭遇，并对自己作为母亲和妻子的角色建立了切实的期望。她开始服用药物级的Omega-3脂肪酸补充剂，并确保即使在不饿的时候也能有规律地进食。最终她的情绪变得稳定了。当她和丈夫准备生下一个孩子时，他们将会和她的精神科医生一起制定一个怀孕和产后的治疗计划。

患有抑郁症的父母未经治疗所导致的后果

美国儿科学会指出，未经治疗的疾病"导致了医疗费用增加、不恰当的婴儿医疗措施，母乳哺育的终止、家庭功能失调，以及增加了虐待和忽视的风险。尤其是产后抑郁症，会对婴儿早期的大脑发育产生不利影响。孕期和产后抑郁症是母亲曾经在儿童期不良经历的缩影，这会对母亲、她的伴侣、婴儿和母婴关系产生潜在、长期、不良的影响"（Earls，2019）。

全世界都在发生的母亲自杀，在美国约占了产后死亡的 20%（KeDigy，2017）。有大量的数据表明，未经治疗的母亲和父亲的抑郁症对胎儿、婴儿和家中其他儿童会产生巨大的负面影响。这种影响可能会持续到童年和青少年时期。

50% 的抑郁症妈妈的孩子在青春期结束时都会患有抑郁症，这其中至少有 10% 的父亲是中度或重度抑郁症（Paulson，2010）。患有抑郁症的父亲打孩子的概率几乎是正常父亲的 4 倍，而这些父亲中只有不到 50% 的人会定期给孩子做亲子阅读，读书给孩子听（Davis，2011）。

父母患抑郁症的孩子更容易发生儿童精神障碍疾病、行为问题、社会功能低下、认知和语言发展受损。当患有抑郁症的父母得不到治疗时，每一位家庭成员和家庭中的所有关系都会因此受到影响。父母越快接受治疗，对整个家庭就越好。抑郁症持续的时间越长，孩子和家人患抑郁症的可能性就越大。在研究（Netsi 2018）中发现，一些持续患抑郁症的女性在分娩 11

年后仍有明显症状。

这些都是不容乐观的统计数字。无论如何，我们都要强调这一节内容的标题：是患有抑郁症的父母未经治疗而导致了问题。当然，还可以得到的信息就是，如果能立即得到治疗，就可以确保一个家庭的健康。记住，治疗的目的不仅仅是感觉好一点，而**是感觉很好**。

▍妊娠丢失 / 流产

无论终止怀孕是如何发生的，是自然还是人为选择，生理因素和情感因素都有可能让抑郁和焦虑随之而来（自然流产、人工流产、死胎、婴儿猝死综合征）。悲伤应该通过咨询的方式来解决，其他类型的治疗也可能有用。虽然自然流产经常发生（超过20％的怀孕），但通常女性不会去谈及它。很多人在谈论死亡和失去时都感到不自在，所以找到支持并知道自己并不是个例是很重要的。不要假设你感到抑郁或焦虑没什么大不了，如果你觉得获得支持能帮你渡过这段艰难的岁月，你就去寻找。在未来的怀孕和产后期间，任何有过新生儿死亡经历的女性都需要被关注，确认她们是否需要帮助。

当妊娠丢失发生时，父母双方都可能遭受痛苦。每个人对悲伤的感受都不同，为夫妻双方提供咨询通常会有帮助。母亲在面对新生儿死亡时会立即在生理和情绪方面发生反应，伴侣常常觉得他们需要"坚强"，需要"坚如磐石"来支持母亲度过悲伤的过程。伴侣往往是处理各种细节的人，而且必须是处于"自动驾驶"状态，情绪不能波动。在英国的一项研究中，36％的父亲在妻子流产后的 6 周出现了严重的焦虑。意想不到的是，父亲在失去孩子的 13 个月后比母亲更抑郁。可能是因为母亲在失去后的抑郁情绪有所改善，而伴侣却崩溃了，这会导致夫妻关系的紧张。有时，女性会将伴侣最初的默默承受的反应解读为缺乏爱心。夫妻真的需要良好的沟通来共同度过艰难的时刻，并互相支持。在其他的方法中，支持计划应包括营养、睡眠、社会支持、可能的药物或替代治疗。

CHAPTER 3

第三章

患有孕期和产后情绪障碍疾病的女性

Women with Perinatal Disorders

如果你正在经历孕期和产后的情绪障碍疾病，那么这章就是为你而写的。而在之后的章节中，我们将讨论医疗保健从业者、伴侣和其他家庭成员在帮助母亲康复方面的作用。

我们治疗的女性也包括那些从事医疗和教育行业的女性，比如医生、护士、日托和学前教育工作者、教师和治疗师等等。我们经常听到这些女性说，"这不可能发生在我身上！我在照顾其他处于危机中的人"。我们告诉他们的是，我们的大脑不在乎我们是做什么工作的！没有人能幸免。无论教育或社会经济水平、文化、宗教或个性如何，无论女性在哪里生育，统计结果都一样。

患有孕期和产后情感障碍疾病的女性在许多不同的方面都经历着情感的痛苦。以下是她们表达的一些共同感受：

从来没有人像我这么难受过。

我只能独自承受，没人能理解。

作为一个女人、母亲和妻子，我是个失败者。

我再也不是我自己了。

我犯了一个可怕的错误。

我正在一辆情绪过山车上。

我正在失去理智。

我不是做妈妈的料。

请你了解，每位女性都可能不同程度地体验到这些感受。有些人可能会感觉到全部，而另一些人可能只感觉到其中的一部分。你也可能会发现你的一些症状会出现在第二章的内容里。

▍寻找治疗师或医生

寻找能提供产后服务的治疗师以及其他提供专门的关于孕期和产后的情绪及焦虑障碍疾病的培训组织。我们还没有找到任何完全涵盖这些内容的高等教育的培训机构。不要假设那些在治疗抑郁症或焦虑症方面有专长的人就一定了解 PMADs 这一独特领域。

以下是可以帮助你筛选他们是否具备这方面知识的一些问题。询问这些问题很重要，即使你面对的治疗师认为自己很博学。如果你没有精力筛选专业人员，请一位支持你的人帮你做这件事。医疗保健从业者应该被询问是否熟悉如何给孕妇或哺乳期的母亲开具抗精神病药物（如果需要的话）。

❖ **您是否接受过关于孕期和产后抑郁症、焦虑症及相关情绪障碍的专业培训？** 一位在 PMADs 方面有专长的治疗师应该接受至少两天的该特定主题的培训。

❖ **您是否在任何一个致力于孕期和产后抑郁症、焦虑症及相关情绪障碍宣教的组织工作过？** 致力于这一领域工作的人应该至少属于以下其中一个组织：产后支持国际联盟、Marcé 协会、北美心理协会妇产科分会，或是您所在当地的相关组织。

✤ **您会推荐哪些书籍给产前或产后患有抑郁症或焦虑症的女性？** 具备专业知识的人应该能够说出几本相关书籍，包括本书的参考资料列出的几本书。

✤ **您的理论基础是什么？** 研究表明，最有效的治疗方法比如有认知行为疗法和人际关系疗法。无论如何，如果你正在经历人生危机，需要长期密集进行的精神分析疗法是不合适的。

如果你找不到具备专业知识的治疗师，你需要持续寻找，直到你找到一位富有同理心并且愿意学习相关知识的人。如果你认为医生没有帮到你，那就继续寻找，直到你感觉找到了能帮助你，而且让你觉得满意的人。

关于孕期和产后抑郁症、焦虑症及相关情绪障碍的真相

当你面对产后的情绪或焦虑障碍疾病的挑战时，记住这些事实：

✤ **我会康复的！**
我们从来没有见过一位女性在经过治疗后没有康复的。

✤ **我不是个例！**
20％的女性都会经历孕期和产后的情绪及焦虑障碍疾病。

❖ **这不是我的错！**

不是你造成了这一切；这是一种名副其实的疾病。

❖ **我是位好母亲！**

即使住院了，你仍然会确保孩子得到照顾。你在努力提高自己和家庭的生活质量，这就足以证明你是位好母亲。

❖ **我必须照顾好自己！**

你的工作就是照顾好自己，这样你才能变得更好，照顾好你的家人。

❖ **我正在尽我所能努力！**

无论你现在的状况如何，你都在努力。尽管有一些努力看起来很小，但这对你是有好处的！

情绪和焦虑障碍疾病可能会干扰你相信这些事实的能力，所以经常对自己说这些话很重要，就好像你真的认为就是这样。随着你的恢复，这项练习会变得更容易一些。

母亲的基础护理

如今的女性都被期望成为超人，无所不能。她们拥有很多压力——要让宝宝成为一个从不哭泣的完美宝宝、要把家收拾得很干净并且井井有条、还要拥有一个快乐且支持的伴侣。即使身边有乐于助人的人，许多女性也不愿意寻求帮助。我们经常听到这样的表达，"举全村之力养育一个孩子"，然而，很多人觉得寻求或需要帮助是软弱的表现。不管需要多少帮助，你都应该好好的生活。

寻找支持人员

当处于危机时，我们常常忽视身边那些能提供帮助和支持的人。人们可以用不同的方式支持你，而各种形式的支持都是你需要的。体力方面的支持可以是做饭、打扫、照顾婴儿、购物，或者带你去散步或去看医生。情感上的支持可能包括坐下来倾听你、拥抱和给予鼓励性的话语。你需要接受所有的帮助，并寻求更多的支持。

做一个头脑风暴练习吧——写下你能想到的每一个人，不管他或她能给你什么样的支持。如果可能的话，请与一位支持人员（比如，丈夫）一起来做这个头脑风暴。把这张支持人员的名单和电话号码放在你的电话旁边以备不时之需。不要假设因为某人从事帮助或支持的工作或是家庭成员，他或她就会帮助你或理解你。你需要找到你周围那些不对你评判并能提供体贴帮助的人。

以下是我们的来访者找到的支持资源。想一想这些资源可以如何帮助你：

✢ 伴侣

✢ 朋友

✢ 家庭成员和亲戚

✢ 邻居

✢ 同事

✢ 宗教／信仰／精神团体

✢ 专业人员（包括导乐、哺乳指导、保姆／育儿嫂、清洁

工、上门服务人员）

❖ 热线电话（提供 24 小时服务）和帮助电话（你需要留言，
工作人员听到后再回复）

❖ 产后抑郁症的在线论坛（参见参考资料部分）

❖ 孕期和产后抑郁症、焦虑症及相关情绪障碍支持小组

饮食

通常患有 PMADs 的女性很喜欢甜食和碳水化合物。如果你
能吃一些有营养的东西，尤其是蛋白质，那么每次你哺喂宝宝的
时候，可以帮助你维持血糖水平，也有助于保持情绪稳定。我们
知道，在患病期间你会缺乏食欲，让你吃些有营养的东西可能会
很困难，所以尽你所能即可。如果你吃东西有困难，可以试着摄
入一些流食，例如蛋白奶昔或饮料。避免咖啡因。

请你的支持人员为你买一些像酸奶、熟食肉片和奶酪、煮熟
的鸡蛋、切好的蔬菜、水果和坚果之类的食物。或者如果没有这
些食物，可以请其他人带给你一些做好的食物。不要忘记喝
水——脱水会增加焦虑。孕期和产后的抑郁症和焦虑症伴随的食
欲问题是非常常见的。当你有任何明显的食欲或体重改变时，请
及时就医。如果你有精力，咨询一位熟悉抑郁症和焦虑症的营养
师可能会有所帮助。

最近一项对超过 1 000 名女性的研究调查了饮食对抑郁症和
焦虑症的影响（Bodnar，2005）。多吃蔬菜、水果、肉、鱼和全
谷类食物的女性（跨年龄、社会经济地位、教育和健康习惯），
患抑郁症和焦虑症的概率也较少。吃加工食品或油炸食品、精制
谷物、含糖产品和啤酒的女性患抑郁症和焦虑症的概率更高。

睡眠

睡眠质量不佳或睡眠不足会严重影响情绪。睡眠不足的父母更抑郁、易怒、焦虑，并有明显的患 PMADs 的风险。夜间睡眠可以帮助你快速恢复状态。睡眠是让大脑保持健康的必要条件，理想情况下，大脑每晚至少需要 7 小时的连续睡眠。你需要每天让你的身体、情绪和心理"下班"至少几小时。与你的支持人员一起制订一个关于你如何能睡觉和何时睡觉的计划。你可能需要耳塞、风扇或其他东西来过滤婴儿的声音。不管你选择如何实现，高质量的睡眠对心理健康是必不可少的。

提防那些谴责任何睡眠计划的演讲者和作者（即使是一些大名鼎鼎的人）。因为我们是有道德的专业人员，我们不会提及那些人的名字，但你能够识别出他们。如果你仔细观察，你会发现通常这些演讲者和作者是收取了某一特定育儿机构的利益来推动这些机构的做法。他们提供的数据被严重扭曲并用来支持付费组织的信息，而不考虑母亲的心理健康。也不要相信任何所谓的专业人士说只有一种正确的方法，或者说只有一种"最好"的睡眠（或进食）方式，而不用理会任何其他方式，即使是那些提供数据的人。我们相信，无论你和你的家人有什么计划，都是正确的，永远没有某一个方案能适合所有人，我们都是独特的。有时候妈妈和宝宝同床睡得比较好，有时候宝宝在带着监视器的隔壁房间时妈妈睡得比较好，有时候母乳与奶粉混合喂养对妈妈的睡眠比较好，有时候完全由另一个人在妈妈睡觉时照顾宝宝比较好。找到对你有用的，然后去做。相信自己的直觉和创造力，给自己一点鼓励！

记住，照顾好自己是你自己的责任，在这件事情上没人能代替你。即使你当天晚上睡得不好，一周有其他几个晚上能有好的睡眠也会有帮助。如果你能在白天小睡，就一定要睡，不过小睡不能代替夜间睡眠。睡眠问题经常与情绪和焦虑障碍疾病一起发生。

孕期和产后抑郁症、焦虑症及相关情绪障碍会引起睡眠障碍，而睡眠障碍会影响你的恢复。努力养成良好的睡眠习惯（也称为睡眠卫生，sleep hygiene）。考虑在睡前的几个小时戴上一种特殊的眼镜，可以促进睡眠。如果可能的话，早上和宝宝一起在阳光下散步，会有助于修复你体内的生物钟。如果你不使用这些特殊的眼镜，在睡前一小时关掉电脑和电话（这些灯光和刺激会让你保持清醒）。如果你在晚上别人睡觉的时候还是睡不着，你就需要去看医生了。

身体锻炼

即使是几分钟的轻快运动也会对改善你的情绪有帮助。当你的身体可以活动的时候，找一些你愿意做的事情（例如，散步、跳舞或骑自行车）。如果感到绕着街区走的活动强度太大，那就慢慢地开始，然后再提高强度。当你感觉好转的时候就会变得更容易一些。如果你知道某个运动会让你做了以后感觉更好，但是自己很难动起来，找一位支持人员或伙伴来鼓励你，和你一起参与运动。孕妇和产后女性进行一些锻炼（包括推着婴儿车散步）可以更好地应对生育带来的日常琐碎，并减少抑郁症发作。

如果你有睡眠问题或睡眠不足，不要做剧烈的有氧运动，这实际上会使你的睡眠状况恶化。等到你有了至少几个星期的良好睡眠之后，你才能开始或恢复一项剧烈的运动计划。

间歇性地休息

我们会错误地认为，如果我们真的足够爱自己的孩子，应该不需要休息，或时时刻刻和他们在一起才会有乐趣。当然不是这样！我们已经接受了这样一种观念：为自己争取时间是自私和不好的，因此甚至当我们想到休息这件事儿，都会感到内疚（父亲通常比母亲更善于休息）。除了"父母"，目前没有任何一种工作是需要没日没夜进行的。事实上，所有的好父母都会休息——这是他们始终能保持好父母的秘诀。我们强烈建议你每周有定期休息的时间，而且每次休息至少 2 小时（这不包括家务琐事——只是休闲）。除了做父母，每一份工作都有法律规定的休息时间，所以你可以期待更多的休息时间。

如果不给自己充电，你就会透支。你不是唯一能照顾孩子的人。例如，伴侣和家庭成员也应该有单独的时间和孩子建立联结。这种经历对于宝宝来说很重要，你只要在别的地方就可以轻松实现。这是个皆大欢喜的局面。

如果你无法离开家，那就去另一个房间，并且使用耳塞或耳机。或者你的支持人员可以带着孩子离开家，给你一些私人的时间。

到外面走走

当你情绪抑郁或焦虑时，就好像周围有四面墙都在逼近。感觉世界越来越黑暗，也越来越小。你倾向于在情绪上和身体上都会屈服（如交叉双臂、弯腰、眼睛向下注视）。

我们鼓励你走出家门，看一看天空，身体站直，双臂放在身体两侧呼吸。你不必真的刻意去什么地方。只要每天走出去一次，即使你只是穿着浴袍到大门外面站一站。

让正能量围绕你

避免阅读或听新闻，因为这往往会令人沮丧或会激发你的强烈情绪。如果你想看电影，选择一部喜剧，避免悲剧或暴力电影。打开窗帘，让阳光照进来。如果你感到焦虑，听一听舒缓的音乐。如果你感到抑郁，试试有节奏的并且能让你身体动起来的音乐。尽可能多地和给予你鼓励、微笑，以及会提供支持的积极向上的人在一起。

照顾孩子

根据抑郁症的程度，你可能需要有人帮助你做大部分婴儿照护的工作，即便不是全部。当你的伴侣不在的时候，一个支持你的人，比如家庭成员、导乐、保姆或者朋友，可以与你一起照看孩子。在支持人员的陪伴下，你可以逐渐增加照顾孩子的参与度。

尽管一开始你可能觉得自己像一个机器人，只是在不快乐地做着既定动作，但让自己体验做一些"母亲"的工作和与宝宝互动对你来说还是很好的。你的能力和信心会增强，最终你能享受每一天。尽你所能微笑、抚摸宝宝，和宝宝互动。一旦你准备好了，你可能会发现报名参加婴儿抚触或亲子游泳课是很有帮助的。这些类型的课程可以促进母婴联结。

脚本

当一位支持人员问你需要什么时，你可能不知道。当他问："我能做什么？"时，你可以说："我现在不知道我需要什么。我只知道我感觉很糟糕。"但是，不要假设任何人都能读懂你的想法。如果你告诉对方你想要什么，你才最有可能得到你需要的帮助和支持。

试着给伴侣、家人和朋友一个脚本来指导他们如何最好地支持你。例如，当你经历焦虑时，"冷静下来，放松"这样的话是没有帮助的，因此，试着给他们一些关于说什么和做什么的建议：

对于你正在经历的这一切，我也很难过。

我们会挺过去的。

我在这里陪伴你。

（拥抱）。

这些都会过去的。

一个脚本并不会让关心和真诚的爱减少。相反，支持人员会以一个有效的方式给你所需要的。爱你的人会希望你变得更好。当知道什么会对你有帮助时，会让他们感到安心。

对于焦虑、恐惧或极度焦虑的女性

一定要避免摄入咖啡因和维持血糖水平的稳定（见标题为"饮食"的一节）。对于许多患有焦虑症或强迫症的女性来说，外界的信息提供了焦虑的助燃剂。如果你发现这些会让你更焦虑，关掉电视新闻，也不要读新闻，不要阅读书籍、杂志或网络信息。避免所有的媒体，包括社交媒体，如果它让你产生更多的担忧、恐惧或羞愧。如果你去看电影，请选择喜剧。找一些能安抚或分散注意力的活动，而不是那些引起焦虑的活动。

防止过多刺激

当感觉平常的景象、声音和日常活动太频繁时，调整你周遭的环境是很重要的。记住，你正在康复中。别逼自己，给自己找一些"小借口"可以大大促进你的康复。例如，如果去参加一个家庭活动似乎会让你很累（即使你过去在这项活动中玩得很开心），你可能不应该去，或者你可以控制在场的时间，不要待太久。请你相信，当你恢复时，你就可以应付更多。

孕期和产后的女性通常会对各种刺激——视觉（看到的）、听觉（听到的）和触觉（触碰到的）非常敏感。如果发生这种情况，调暗家里的光线可能会让人感到平和。（如果你感到的是更多的抑郁而不是焦虑，试着让屋子里更亮一些，例如，打开窗帘并把灯也开着。）只要有些声音你不得已会听到，就试着在白天戴耳塞或耳机来消减不必要的噪声。你可能对触碰会变得更敏感；例如，衣服可能会产生摩擦、刮擦或发痒的感觉。对自己好一点，做能让你感到舒服的事情。

关于母乳哺育的误区

误区："如果我不给宝宝做母乳哺育，我就不是一个好妈妈。"

事实是没有一种所谓正确的方法来喂养你的宝宝。任何对你和家人有好处的方法都是正确的。在我们的社会中，新妈妈们都面临着巨大的压力，无论生理上或情感上有什么样的困难，都需要她们纯母乳哺育自己的孩子。我们认为没有一种方法适合所有人。不管你是母乳亲喂还是瓶喂母乳给婴儿，这与你有多爱你的孩子或者你是什么样的母亲没有关系。

母乳亲喂和使用奶瓶都有优点和缺点，两者组合在一起喂养也可能对你有用。例如，让一位支持人员瓶喂配方奶或母乳，这样你就可以休息一会儿，这是对你的家庭幸福负责任的选择。不要让自己被内疚绊倒！

准备好接受关于你如何喂养宝宝的不恰当的质疑和评论。这可能发生在任何地方，例如在公共场所，在看医生的时候，在某些妈妈互助小组，或在家庭聚会中。如果任何人，无论是外行还是专业人士，对你所选择的计划似乎很挑剔，告诉自己你已经为你和家人做出了最好的决定。你可以忽略这些质疑或评论，或者换个话题。也或者，你可以说，"这和你无关""我没办法母乳哺育，我有一种危及生命的疾病""我选择不母乳哺育"，或者"我的医生告诉我不能喂母乳。"母乳哺育的女性在公共场合也可能会受到批评。准备好回应这样的评论："你为什么不去洗手间喂奶呢？"一个很好的回答是："我不在洗手间吃饭，我儿子也不"。

记住，你有权以任何你需要的方式做出回应，来让他们转身离开。你不需要道歉，你也不欠他们一个解释。好妈妈会确保她的孩子在有饥饿需求的时候得到食物。

误区："如果我不母乳哺育，我和我的孩子就没法产生亲子联结了。"

如果这是真的，会有整整一代的成年人从来没有和他们的母亲产生过亲子联结。实际上，一些女性是不再母乳哺育之后才开始与她们的宝宝建立联结的。对于那些经历了与母乳哺育相关的严重焦虑或疼痛的女性，瓶喂（配方奶或母乳）或者母乳亲喂和瓶喂的组合可以使这段时间更加轻松和享受。而且，关于如何瓶喂也没有规定。如果你想做肌肤接触，你就可以裸露前胸进行瓶喂。瓶喂提供了一个很好的眼神交流的机会，也会产生同样的亲子联结的效果。而有时母亲在母乳哺育时，却可能不会将母乳哺育作为一个亲子联结的机会（例如，她在喂母乳时打电话）。一天中有很多机会可以和宝宝构建亲子联结，比如换尿布、抱着宝宝、洗澡、对宝宝微笑等。喂养并不是进行亲子联结的唯一时机，联结是一个持续的互动过程，它远远不止是你如何或怎样喂养你的孩子。

误区："亲子联结只会在出生后的第一时间建立。"

如果这是真的，领养的孩子就不会和他们的养父母产生亲子联结了。没有一个联结必须发生在一个特定的神奇时机，也无需担心你在产后如果不能马上触摸或抱着宝宝，联结就不会发生。即使抑郁症或焦虑症让你很难照顾宝宝，建立联结也永远不会太迟。亲子联结是一个持续多年的熟悉、亲密和享受的过程。

▍康　复

帮助每位女性康复的方法取决于其疾病的类型、严重程度和疾病的特殊性，以及她对治疗方法的敏感度。只要对尽快康复有帮助的方法都是我们推荐的。在第七章中，我们总结了一些不同的治疗方案，你可以选择单独或联合治疗。由于药物治疗是治疗这些疾病最常见的方法之一，接下来我们会讨论一些最常听到的问题和担忧。

关于抗抑郁药物的问与答

问：**药物会改变我的个性吗？**

答：抑郁症和焦虑症会改变你的个性——以往是随和且情绪稳定的人可能变得脆弱、喜怒无常、胆小或焦虑。当药物开始起作用时，你会开始感觉又像原来的自己了。从某种意义上说，药物能使你恢复到原来的个性。

问：**我需要服药多久？**

答：治疗时间长短不一，由你和为你开具处方的医生决定。如果这是你的第一次抑郁症／焦虑症发作，一般建议的用药量是让你感觉到"恢复成为原来的自己"，然后继续服用该种药物至少 9 个月到 1 年。如果你有抑郁症或焦虑症的病史，你的医生可能会建议更长的疗程。在推荐的疗程内坚持服药对减少本次疾病症状的反复发生，和下一次疾病复发是至关重要的。

问：**我会对抗抑郁药产生依赖吗？**

答：抗抑郁药不会上瘾，但你永远不应该突然停药。与你的医生交流，他将指导你如何渐进式停药。一些精神科医生建议用

2～4个月的时间来逐渐减少抗抑郁药的使用。大多数女性（取决于她们的病史）都能在某个时间点完全停药。

问：会产生哪些不良反应呢？

答：很多人没有经历过一点不良反应。如果确实发生了不良反应，通常是轻微和暂时的，持续时间不到1周（例如恶心、疲劳或肢体的颤动）。如果在服药期间出现性冲动或性高潮能力下降，这可能会持续整个治疗过程。如果你感到更严重的不良反应或不良反应在1周后仍未消除，请及时联系你的医生。有些女性在找到最适合自己的抗抑郁药之前，需要尝试不止一种药物。为了减少不良反应的发生，可以尝试从非常低的剂量开始，慢慢增加到对你有效的剂量。

问：服用哪一种抗抑郁药对我来说是最好的？

答：一般来说，大多数抗抑郁药对于大多数人来说效果都不错。如果你以前服用过的药物有帮助，或者你有血缘关系的亲属服用某种药物的效果很好，那这就是你首选的抗抑郁药物。如果你有焦虑症，可以选择一种具有镇静作用的药物。如果你感到疲劳，可以尝试一种会让你感到精力充沛的药物。最重要的指标是随着时间的推移，你是否开始感觉好一点。

问：我什么时候会感觉好一些？我如何知道药物已经起作用了？

答：大多数较新的抗抑郁药在2周内开始起作用，而较老的药物可能需要4～6周才能起作用。可能需要几周时间才能逐渐

增加到合适的剂量。以下是我们在药物开始起效时常听到的一些
表述：

　　✤ 我不会再一直哭了。

　　✤ 我更有耐心了——我的脾气更好了。

　　✤ 我在洗澡的时候又会开始唱歌了。

　　✤ 我丈夫说我更快乐了。

　　✤ 我觉得更有动力了——我又在为家人做饭了。

　　✤ 我更享受和宝宝在一起的时光了。

　　✤ 我感到没那么容易担忧了——小事不再会困扰我了。

　　✤ 我微笑和开怀大笑的时间更多了，而且我感到了乐趣。

　　✤ 我又开始回复电子邮件和接电话了。

问：抗抑郁药物会成为拐杖吗？

答：拐杖是一种临时工具，你使用它直到某一刻就不需要它
了。如果你的脚骨折了，在你的脚痊愈时，你就不再需要拐杖来
维持你的日常活动了。药物能使你大脑内的化学物质恢复到正常
状态，让你找回自我，找回你的生活。当你康复后，你的医生会
和你共同制订一个计划，让你逐渐停止服药。此外，药物还可以
帮助你的心理治疗更有效。

**问：我想母乳哺育，但我不想服用任何会伤害我宝宝的药
物。我可以同时服药并且进行母乳哺育吗？**

答：根据那些致力于研究抗抑郁药对于母乳哺育安全性的专
家的结论来看，答案是肯定的。在检查婴儿血液时，发现很少量

的（如果有的话）药物代谢产物（di Scalea，2009）。通过母乳暴露在药物下的婴儿在各方面都与未暴露在药物下的婴儿一样健康和正常（Kronenfield，2018）。我们必须时时刻刻记住，不治疗才是一个坏的选择，这会影响婴儿的健康。

研究表明，对一位母亲来说，接受合适的治疗比她选择母乳哺育还是配方奶粉喂养婴儿更为重要。因此，如果你对母乳哺育的同时服用抗抑郁药非常担心，最好是（慢慢）离乳，而不是不接受治疗。记住，给宝宝最好的礼物是一个快乐健康的妈妈。通常情况下，一旦药物开始起作用，对于既想母乳哺育又要服用药物的两难恐惧就会消失，因为这种担心可能本身就是由于疾病而引起的。

问：我怀孕了，而且我真的感到很抑郁。整个孕期都要经历这种感觉吗？

答：接受治疗对你和宝宝都很重要。研究人员已经开始观察未经治疗的抑郁症和焦虑症对于胎儿的不良影响。此外，如果你在怀孕期间抑郁或焦虑，你可能也不会关心自己。这对你和正在你体内发育的胎宝宝都不好。许多女性会因为抑郁进行自我治疗，例如使用咖啡因、烟草（香烟或电子烟）、酒精、药物或草药，这些都可能是有害的。抑郁和（或）焦虑会导致食欲改变，这会使怀孕期间的女性难以保持体重健康地增加和良好的营养。

有些人单靠心理咨询可能就足够了，但对某些人来说，药物治疗是减少严重症状的必要手段。抗抑郁药对抑郁症和焦虑症都有帮助。即使在孕早期，一些药物也不会增加流产或胎儿畸形的风险。怀孕期间的抑郁会增加产后患抑郁症的风险，也会使婴儿面临发育迟缓的风险。怀孕和产后服药将显著降低这种风险。据《美国妇产科杂志》报道，"当精神疾病需要药物治疗时，这种治疗的益处远远超过潜在的最小风险"（Koren，2012）。

问：我对吃药感到尴尬和羞愧。是不是我太没用了，才需要药物治疗？

答：许多文化中，服用精神类药物是一种耻辱。这种耻辱是基于无知和恐惧——假设我们自己可以控制大脑中的化学反应。如果你有糖尿病或甲状腺疾病，你不会期望（也没有人会建议）自己可以制造更多的胰岛素或甲状腺激素。当我们需要帮助时，获得帮助是一种力量，而不是一种弱点。

吃药是个人的选择，你不需要与其他人分享此信息。隐私不等于羞耻。事实上，当我们的患者开始告诉亲密的家人或朋友时，他们往往会惊讶地发现周围有很多人，或发现某个人也在服药。无论你是否选择服用抗抑郁药物，都要找到支持你选择健康生活方式的人。

CHAPTER 4

第四章

伴　侣

Partners

无论你的性别或婚姻状况如何，本章的内容将为你和你的伴侣提供支持。为了避免混淆，我们有时会将新妈妈称为"妻子"。你参与她康复的治疗越早，参与程度越大，对于你和你的伴侣，各自以及共同获得的益处都会越多。你越了解她所经历的，她就越会感觉到更好的支持。这些都会加速她的康复。

　　生孩子给整个家庭带来了变化。像类似"我会成为一个好家长吗？""在这个未知的领域，我如何才能最好地支持我的伴侣？"等这些问题都是正常和智慧的。这会发生在所有类型的关系中——异性恋、同性恋夫妇，和养父母。怀孕会改变一切，以往对伴侣的关注现在转移到了怀孕上，恐惧、不适和医疗问题会影响亲密关系。一旦孩子出生，注意力就会转移到孩子身上，夫妻关系就被抛在脑后了。如今，我们听到更多的是关于女性怀孕和产后情绪问题的报道，但很少有人提及孩子父亲或伴侣的心理健康问题。爸爸和伴侣也很重要！

　　大多数时候我们听到的都是为人父母闪光的一面——你会立刻感到与宝宝产生亲子联结，并疯狂地爱上这个孩子。这也许会发生，但你往往需要经历一段了解这位"要求苛刻的陌生人"的过程。当父母确实会失去一些什么，重要的是承认这点并允许自己有一些悲伤的情绪。你和伴侣关系的改变是正常的；如果宝宝整天流口水，尿在她身上，或者整天在吃奶，你可能就会被"挤出局"。她没有精力顾忌自己的需求，也自然没有精力顾忌你的需求。你很容易会感到被拒绝和失去关注。提醒自己这并不是对你本人的拒绝。

一些父亲或伴侣可能有情绪或焦虑障碍的疾病史，或在女性怀孕期间经历过情绪或焦虑障碍疾病。抑郁和焦虑障碍（特别是强迫症）疾病在压力和睡眠剥夺期间会恶化。评估自己在伴侣怀孕后可能要面对的风险很重要。

抑郁或焦虑的爸爸看起来是什么样子的呢？他们表面上看不出什么差异，很像"爸爸"。当母亲抑郁时，她的伴侣出现抑郁的概率是显著增加的，会达到24%～50%。加拿大的一项研究发现，13.3%的男性在伴侣孕晚期时出现了明显的抑郁症状（Da Costa，2017）。我们现在知道，10%的父亲在婴儿出生9个月后会经历中重度抑郁症（Paulson，2010），且在产后3～6个月发病率最高。如果伴侣有抑郁症或焦虑症的疾病史，这对母亲患抑郁症的风险都是一个高危因素。我们建议所有的新妈妈和伴侣都要做相关的常规筛查。

一项重要的研究发现，中国有13.6%的父亲患有产后抑郁症。正如美国的情况一样，这一比例与母亲患抑郁症有关（Wang，2016）。

并非所有患抑郁症的男性或女性都会经历极度的悲伤。通常，尤其是在男性，抑郁可以表现为易怒、攻击和有敌意。他们可能会让自己疏远家人，找些可以分心的事来避开家人，或者干脆不出现。这肯定会导致夫妻关系或婚姻的危机。其他的常见症状可能是难以入睡或睡得不安稳，食欲改变，思维急躁或持续担忧，以及对过去喜欢的事物缺乏兴趣，有些人会感到无助和绝望。有了一个新生儿和随之而来增加的经济负担，真的会让人有被困住的感觉。抑郁的感觉就像戴着一副充满雾气镜片的眼镜。你所看到的一切都会经过镜头的过滤而失真，只有消极的事情会穿透镜片让你看见。

父亲抑郁也会影响婴儿和儿童的行为和情绪发展（详情请参阅第七章内容：为什么治疗是必须的？）。

爸爸能做什么？获得支持！接受教育！不过要找到一位专业人士。如果你认为你的伴侣、朋友或家人会认真倾听，那就和他们谈谈。找到一位支持你的人，且不进行任何的评判是至关重要的。获得你需要的帮助是力量的象征。

有一些专门支持爸爸的网站，请参阅本文的参考资料。

▎要记住的事情

❖ **她的疾病不是你引起的，你也带不走她的疾病。**

孕期及产后的抑郁和焦虑疾病是一种可以被诊断的疾病。这不是谁的错。当她的大脑化学物质恢复正常时，她就会感觉自己又回来了。你的工作就是支持她。

❖ **她不期望你来"修复它"。**

许多伴侣感到沮丧，因为他们觉得能力不够或无法解决问题。她不需要你来尝试解决这个问题。这不像是一个找到新垫圈就可以修理漏水的水龙头这么简单的事情。不要建议她快速地解决问题。这不是那种能快速解决的问题，她只需要你的倾听。

❖ **获得你需要的支持，这样你就可以在她身边陪伴她。**

我们经常看到伴侣在妻子生病期间或之后变得抑郁。你可以通过照顾自己，并从朋友、家人或专业人士那里获得对自己的支持来避免这种情况。你应该确保在照顾家人的同时，保证让自己休息的机会。定期锻炼或其他减压活动是很重要的，这样你就可以继续为你的妻子提供坚强有力的支持。在你无法陪伴妻子的时候，找另一个人代替你来支持她。

❖ **别太在意。**

孕期及产后的抑郁症 / 焦虑症常常会伴随产生烦躁和易怒。不要让自己成为出气筒，这对任何相关的人都没有好处。她说了伤害你的话后也会对你感到内疚。如果你觉得自己不应该被责骂，平静地向她解释。

❖ **和她在一起、陪伴着她，对她来说已经足够了。**

陪在她身边，并让她知道你在支持她，这往往就是她需要的全部。问问她什么样的话语会让她感到安慰，然后常常说给她听。

❖ **拥有切合实际的期望。**

即使是一位没有患产后抑郁症的女性，期待她同时能做饭、打扫房间和照顾孩子也是不切实际的。她可能会因为达不到自己的期望而感到内疚，同时她也会担心你会失望。让她知道，养育孩子和照顾家庭也是你的工作。你们的关系和家庭会比以往任何时候都能更坚强地从这场危机中走出来。日子总是会有好有坏；渐渐地，坏日子发生的频率和严重程度都会降低。不过，别以为她过了几天好日子就会"痊愈"了，可能她需要持续几个月才会过得很好。

❖ **让她能在晚上睡觉。**

为了大脑的健康，她每晚至少需要 6 小时的不间断睡眠。如果你想让你的妻子快点康复，在她睡觉时承担照顾孩子的责任，不要打扰她。许多父亲和伴侣都表示，由于夜间照顾孩子，他们与孩子会更亲近。如果你晚上不能和孩子在一起，请一个能代替你的人帮助你在晚上照看孩子。一位临时保姆或许是最佳的替代人选。

❖ **加入她的阵营。**

帮她弄清楚她的计划是否奏效。当你看到她"笑得更多了"或者"又和朋友打电话了"时，一定要及时肯定她的进步。如果随着时间的推移，你没有看到她有类似的改善，温柔地告诉她你很关心她，并提出下一次陪她一起去医生那里看诊。

▌该说什么，不说什么

请说以下这些：

❖ 我们会渡过难关的。

❖ 我在这里陪你。

❖ 我和你一起努力。

❖ 我不会离开你——我们相濡以沫。

❖ 我知道你会好起来的。

✤ 如果我做什么能帮到你，请告诉我。

例如，照顾宝宝，给宝宝放温热的洗澡水，或播放一些舒缓的音乐。

✤ 你正在经历的一切我也很难过。你一定感觉很差。

✤ 我非常爱你。

✤ 宝宝非常爱你。

✤ 这一切只是暂时的。

✤ 你会找回原来的自己。

随着她的恢复，通过细节告诉她你看到她原本的自己又回来了，比如又开始笑了，又有更多的耐心了，或者又和她的朋友出去了。

✤ 你做得很棒。

举一些详细的例子，例如："你给女儿唱的歌真好听"，或者"我们的儿子真的很喜欢你挠他的小脚丫呢"。

✤ 你是一位很棒的母亲。

举一些详细的例子，例如："我很喜欢你对宝宝笑的样子"。

✤ 这不是你的错。如果我病了，你也不会责备我，而且你会照顾我。

不说以下这些：

✤ 想一想每一件你会感到快乐的事情。

她已经知道所有本该让她感到高兴的事了。她感到内疚的原因之一是，尽管有这些事情，她仍然很抑郁。这就是抑郁症的本质。

✤ 想开点。

这个建议通常产生相反的效果。尽管所有应对的方法在过去都会奏效，但她目前仍然无法放松并且感到沮丧。焦虑会产生引发机体生理反应的激素，例如心率加快、颤抖、视觉改变、呼吸急促和肌肉紧张。这些不是她想开点就会消失的。

❖ **打起精神来。**

如果她可以，她早就这么做了。她不希望这件事情发生在任何人身上。单靠一个人是无法摆脱任何疾病的。

❖ **往积极的一面想想。**

如果康复可以这么简单，那就好了！这种疾病本身就会妨碍积极的思考。抑郁的感觉就像戴着雾蒙蒙的、黑暗的、扭曲的镜片，过滤掉了来自周围积极的信息。只有对于世界消极的、充满负罪感的解读才会被感知到。这种疾病使她无法体验生活中轻松、幽默和快乐的一面。

来自一位陪伴妻子度过孕期和产后的情绪与焦虑障碍疾病的丈夫

这是肖莎娜的已故丈夫亨利，在她第一次患抑郁症康复不久后写的一封信：

你刚结束一整天的工作回家，希望能看到一个幸福的家，而眼前的事物却让你想回到车里并且离开。你的妻子在哭，宝宝在哭。家里乱七八糟，也没有晚饭。此刻，在开口问她今天过得如何之前，你已经知道答案了。她的回答总是一样的。"我讨厌做妈妈，我不想做任何人的妈妈，我想过回我原来的生活。"你无奈地耸了耸肩，去抱孩子，也想知道你的妻子为什么会这样，为什么她不像你看到宝宝那样的高兴，而她，又什么时候会振作起来呢。

　　并不是只有你在经历这些，2年来我每天都在经历这一幕。我的每一份耐心都受到了考验，但我一直希望一切会回归到"正常"。我把注意力放在了女儿身上，那位陷入这一团糟的女儿身上，并且不断告诉自己，我会陪着她。

　　慢慢地，慢慢地，我的妻子从这个疾病中康复过来了。如今，我们拥有了那个曾经一直梦寐以求的快乐家庭。耐心些，宽容些。要记住，一切都会好起来。

CHAPTER 5

第五章
兄弟姐妹、家人和朋友

Siblings, Family, and Friends

看着爱的人备受挣扎或煎熬是很痛苦的。面对疾病的进展或康复的过程你也往往会感到很困惑，难以理解。孕期和产后的情绪及焦虑障碍疾病是真实的，也可能会使人虚弱，而且在严重的情况下会危及生命。你学习这方面的知识越多，就越能给予相应的支持和帮助。这一章是为了教授你，并帮助你成为治愈环节中的一部分。

婴儿出生后，一个家庭会发生许多变化。尽管大一点的孩子可能会期待一些变化，但他们可能不会期待妈妈会有所不同。即使是哥哥或姐姐，也会因为年龄太小而无法理解抑郁症和焦虑症的概念，他们最有可能的是会注意到母亲的行为不正常。

孩子们通常会注意到妈妈是不是在哭。他们会注意到妈妈是否会因为一些小事而大呼小叫，或者生气。也许他们会注意到妈妈更多地躺在床上，却没有精力带他们去公园，或者似乎最近也不怎么笑。也许他们会看到妈妈看着天花板发呆，却不关注他们。孩子们能分辨得出这不是他们以前认识的那个妈妈，他们需要得到对正在发生的事情的诚实、明确的解释。

与你的孩子沟通，这一点至关重要。只要有可能，母亲最好自己和孩子们谈谈。伴侣或另一位成年人可以帮助强化这些信息。在与孩子们交流所发生的事情时，有几个重要的指导原则。

与孩子沟通

✢ 即使是成年人，也常常搞不清楚抑郁症或焦虑症。因此，使用一些描述性的词汇，例如：伤心、暴躁、疲惫、哭泣、担心或不高兴。

✢ 经常要安慰孩子，不是他们让妈妈生病了，或是造成了妈妈的问题；这不是他们的错，也不是他们做一些什么事情就可以避免的。

✢ 让他们知道这不是由某种病菌引起的疾病。不是谁传染给妈妈的，妈妈也不会传染给他们。

✢ 让孩子们知道妈妈已经在获取帮助了——妈妈在看医生或者咨询师，在吃药或者接受别的治疗——她会好起来的。让他们知道妈妈在康复的过程中会出现时好时坏的情况。

✢ 询问孩子们可以帮助妈妈的方法。也许他们可以画一幅漂亮的图画，在屋子里给她留下"我爱你"的字条，并主动帮助妈妈完成他们力所能及的一些家务。

✢ 告诉孩子们真相是什么。孩子们已经知道妈妈不再像以前那个妈妈了，所以不要告诉孩子妈妈很好，或者妈妈没事。妈妈应该坦诚和直接。例如，当她明显感到悲伤时，她就可以说她现在感到很伤心。伤心就是一种感觉，它不一定要合乎逻辑或是理性的。情感是人的一部分，当你想要隐藏悲伤（例如，说："哦，这是高兴的眼泪"）时，你就传递了这样的消息：悲伤是不好的。

你可以通过表达情感来教你的孩子如何用适当的方式表达自己的情绪。这不会伤害他们；相反，它可以塑造一种行为模式，让他们在未来过得很好。通过你获取帮助的行为，你也可以教会孩子，当有什么不对劲的时候，他们可以做些什么。

以下是母亲可以如何与她的孩子（们）沟通的例子：

你们可能注意到了最近我一直在哭，而且脾气变得暴躁了。我大脑里面的一些化学物质出问题了，而它们正在影响我的情绪和行为。我想告诉你们的是，我非常爱你们，也非常爱你们的弟弟妹妹。我也想告诉你们，这不是你们的错，也不是其他任何人的错。我会好好照顾自己，也会寻求帮助，这样我就能尽快好起来。我很有可能会时好时坏，但我会变得越来越好，直到完全康复。我很期待再带你们去公园玩，我非常爱你们。

无论是有血缘关系的，还是因伴侣而获得的家人和朋友，他们对于新妈妈抑郁的反应都会极大地影响到她的康复。

有时，有抑郁症或焦虑症的母亲感到害怕，不敢告诉她的伴侣有不舒服的感觉，害怕得到的会是否定和拒绝。如果有机会的话，这位妈妈可能会先向你敞开心扉。但即使她毫不隐瞒地和伴侣交谈，能得到她的父母、公公婆婆、祖父母、兄弟姐妹和朋友的支持，也将为她提供最好的康复环境。

当女性成为母亲时，即使她们并不抑郁，她们也常常渴望得到自己母亲的陪伴和认可。如果一位女性的亲生母亲去世了，或者她们之间的关系紧张，另一位能帮助填补这一空白的女人就显得格外重要。因为一般来说，抑郁的母亲比不抑郁的母亲更脆弱，她们需要周围人，特别是成年女性的安慰。

新妈妈一般对批评很敏感，患有孕期和产后情绪及焦虑障碍疾病的母亲通常更为敏感。经常赞美新妈妈的养育之道，避免负面评价，特别是那些与她的养育有关的评论，是非常重要的。

要记住的事情

你不能治好她。

你可能会感到沮丧，因为治疗孕期和产后疾病不像治疗其他疾病一样。例如，这种疾病的病程，即使经过很好的治疗，也和耳朵受到感染这类疾病不同。直到大多数的常见情况都消失之后才会稳定好转，而在康复的这段时间内病情都会上下波动。

通常情况下，当一位女性向前走两步后感觉会好一些，然后又会向后退一步，又"陷下去"了。当她又陷入不好的情绪时，可能就会感到绝望，因为情绪疾病剥夺了她对自己正在康复的正向看法。她可能会认为她只是在原地打转，并没有好转。

重要的是，你要提醒她，这种"下陷"只是暂时的，她确实正在好转，她的情绪会回归正轨。陷入不好的情绪并不是退步了，它只是这个过程的一部分。随着时间的推移，这种"下陷"的时间会越来越短，也不会那么深，而且好转的时间越来越长。提醒她，最重要的是她走在正确的大方向上。

鼓励，但不强求。

患有这些疾病的女性常常会觉得找不到合适的言语来表达她

们的感受。虽然要积极地鼓励她分享自己的想法，但一味要求这样做是无益的。让她知道你很愿意倾听而不会去评判。相信她准备好后会敞开心扉，她也会感受到所说的话会被尊重和认真对待。即使与她待在一起不说话，也可以是一种很大的支持。仅仅是你在场对她来说就是一种莫大的帮助，即便她不知道说什么或选择不说话。

此时此刻就与她待在一起。

由于情绪起伏，康复中的女性无法相信美好的时光会持续下去。她从不知道自己的情绪什么时候会改变。她可能不愿意和你分享快乐的时光，会担心你认为不再需要支持她了。最终，好时光将持续，陷入坏情绪的情况会消失，但这一过程可能需要几个星期甚至几个月。向她保证，你理解她会有一段时间的情绪波动，而且你会一直支持她。

别让外表欺骗了你。

孕期和产后的情绪与焦虑障碍疾病是一种隐匿性疾病。通常女性从外表看起来是正常的，她们能用化妆和首饰打扮自己，甚至会微笑，同时又能陷入深深的抑郁或焦虑之中。看起来都"混在一起"了。

有时候，母亲越感到抑郁或焦虑，她就越会在表面上"矫枉过正"。例如，如果她感到羞愧，她可能会试图表现得开朗，以掩盖她的真实感情。重要的是，要询问母亲感觉如何，千万不要根据她的外表来推测。所以，如果你听到另一位家庭成员说，"她看起来并不抑郁"，你可以告诉他们，当谈到孕期和产后的情绪与焦虑障碍疾病时，外在的表现可能是一种假象。

该说什么，不说什么

请说以下这些：

❖ 我在这里陪你。

❖ 你正在经历的一切我也很难过，你一定感觉很差。

❖ 你已经尽全力了。

说一些详细的例子，例如："我很喜欢你对宝宝笑的样子"。

❖ 你会好起来的。

❖ 你希望我做些什么（这里填空一些具体的任务，例如，洗碗还是洗衣服）？

❖ 我也经历过这些。

只有当你真的经历过，才能说这句话。记住，这并不是正常的产后情绪波动或者低落，不会在几周内就消失。如果你没有经历过，就别用这种表达方式了。

不说以下这些：

❖ 振作起来，坚强起来。

没有得到足够的治疗会使女性面临疾病迁延不愈和复发的风险。

❖ 我不明白有什么大不了的。

抑郁让每件事都看起来是大事。她会不知所措，并且无法应付。即使是很小的家务活也会让她感觉似乎太难了。

✣ **你有很多可以高兴的事情。**

她已经知道这些了。尽管有可以让她高兴的事情，她还是为陷入抑郁情绪而感到很内疚。抑郁使人很难看到积极的一面。

✣ **你只需要多睡一会儿。**

睡眠虽然很重要，但如果想要康复，仅仅提高睡眠质量是不够的。

✣ **你需要的只是在照顾宝宝之余能喘口气。**

休息是至关重要的，但如果想要康复，仅仅依赖休息是不够的。

✣ **我也经历过这些。**

要记住，这不是产后情绪波动或是产后情绪低落。不要轻描淡写的说你也经历过，除非你真的得过这种病。

✣ **几个世纪以来，多少女人都生孩子了。**

所以几个世纪以来，一直都有一部分人患了抑郁症！

▌你能帮什么忙

✣ 做晚餐。

✣ 照看新生儿（或其他的孩子），这样她可以休息一会儿。

✣ 洗衣服。

✣ 洗碗。

✣ 为她做午餐。

✣ 坐下来倾听。

❖ 打扫房间。

❖ 陪她一起散步。

❖ 为她购物或跑腿。

❖ 为她写感恩的卡片。

❖ 如果她的伴侣不在家，晚上替她"值班"，这样她就可以
　　睡觉。

CHAPTER 6

第六章

医疗保健从业人员

Health Practitioners

所有涉及孕妇和产后女性医疗保健和照护的从业人员都需要这些信息。事实上你正在阅读这本书，就清楚地表明了你是一位提供照护和关怀的专业人员。在这个关键时刻，你的指导将对患有孕期及产后情绪障碍疾病的女性在身心健康方面产生重大影响。重要的是不要低估这些女性的症状，也不要反应过度。只要像对待其他常见的生育周期会经历的情况一样，实事求是地对待它们，例如，就像对待孕期糖尿病一样。

这一章包含了我们多年来最常被问到的关于发病前兆、症状和治疗的答案。因为一位痛苦的女性会与一个专业医疗机构的各种工作人员接触，包括前台和护理人员，所以所有的工作人员都必须了解这本书中的信息。我们为初级保健从业人员（家庭医生、内科医生、骨科医生、按摩师）、儿科医生、妇产科医生和助产士、精神科医生、分娩导乐、产后导乐和上门护士、泌乳顾问、生育教育者、新手父母互助小组负责人和其他专业人员创建了不同部分的相关内容。

请记住，由于各种原因，陷入疾病的危险信号并不总是显而易见的。羞耻、内疚或害怕被评论，会使女性隐藏自己的情感。她呈现出的更多的指征可能是"社会可接受"的抱怨，如疲劳、头痛、婚姻问题或哭闹的婴儿。不要仅仅因为一位女性在微笑或者看上去打扮得很好，就认为她感觉一定很好。虽然有一些风险因素可以帮助预测孕期和产后抑郁症、焦虑症及相关情绪障碍，但并没有什么特定"类型"的人会生病。研究表明，标准化筛查提高了检出率。在英国，所有的新妈妈都会接受爱丁堡产后抑郁量表（edinburgh postnatal depression scale，EPDS）的筛查。美国的许多州现在已经强制对 PMADs 进行筛查。美国妇产科医师学会、美国儿科学会和美国家庭医学协会都建议在孕期和产后进行筛查（有关详细信息，请参见筛查部分的内容）。

我们意识到，你会担心询问问题可能会打开潘多拉的未知盒子。她可能觉得自己会被指责是个坏妈妈，而使得自己戒备心很强。但一旦她听到你平静的语气，也了解到不必要为心理健康问题而感到羞耻，她就能够接受这些信息。她会明白大脑是身体的一部分，需要时应该得到帮助。从长远来看，你能在有效的时间内提供优质的护理服务。

▎文化和语言

虽然孕期和产后的情绪及焦虑障碍疾病的发生率在世界各地几乎是相同的，但在不同的文化中，人们对于这些疾病的反应却是不同的。例如，当羞耻感是一项巨大的人格威胁时，女性可能更不愿意谈论自己的症状，她需要大量的安慰性言语。

那些帮助这些女性患者的人应该考虑到，不同文化之间的非语言交流也是有差异的。例如，点头可以表示理解或仅仅表示尊重权威。为了避免不切实际的期望，明确自己的角色也很重要。

在询问病史或完成评估时，应考虑社会文化因素和素质水平。

不同文化对压力的感知、压力源的类型以及应对方式都会有所不同。这些将影响女性对使用或避免某种治疗方法的建议的反应。

你所使用语言的简单或复杂程度应该与患者相一致，但不要假设受过高等教育的女性就会比受教育程度较低的女性更好地了解自己的状况。例如，即使患者接受过高等教育，也要避免提出自我诊断的问题，比如"你认为你有产后抑郁症吗？"她可能对这个词的含义有先入为主的想法。相反，问一些关于她情绪和行为的具体问题，这会获得更多的相关信息。本章后面的内容将列举出这些问题。

该说什么，不说什么

请说以下这些：

✣ 这些感觉是很常见的。

✣ 这是可以治疗的。

✣ 你会好起来的。

✣ 这里有一些信息能帮到你。

不说以下这些：

✣ 这很正常。

 抑郁症和焦虑症是常见的，但不是正常的。

✣ 参加一个新妈妈互助小组吧。

 如果母亲有临床症状的抑郁症或焦虑症，这可能是一个有害的建议；因为这个互助小组是否合适，很大程度上取决于该小组的领导者。与其他新妈妈相比，一位患抑郁症的母亲已经感觉和其他人不一样了，也会感到不胜任。参加一个"正常"的新妈妈小组可能让她感觉与其他人更疏远。如果你知道这个小组的领导者很善解人意（比如这位小组领导者阅读过这本书或其他相关书籍），并且会讨论情绪问题，那么这位妈妈在这样的小组里会感觉很好。理想情况下，她应该加入一个专门为产后抑郁症和焦虑症的母亲设计的特别小组。我们的许多来访者同时参加两个小组——一个是讨论正常的新妈妈的事情，另一个是可以敞开心扉表达负面情绪的小组。

❖ **去度假吧。**

虽然换个环境可能不错，但患抑郁症的母亲的大脑中，异常的化学物质反应也会伴随着她到新的环境中。她的焦虑和抑郁的水平实际上可能会由于在这次旅行中的经济花费、离开她的孩子，以及失望于这次旅行并没有"治愈"她而升高。

❖ **去做些运动就好。**

大多数患抑郁症的母亲都感到超负荷。有些人几乎没有足够的精力洗奶瓶或洗澡，更不用说去健身房了。单靠锻炼不能治愈她的抑郁症。当她能离开家出去散散步时，鼓励她这样去做。但是，在那之前，这种做法只会是另一个失败的安排。

❖ **对自己好一点。**

这往往是一件好事，但这也不足以调节患抑郁症母亲大脑中的化学物质。这项建议只能作为一个全面的治疗计划中的一部分，而不是当作一个快速的解决方案。

❖ 宝宝睡觉的时候你就睡觉。

即使是一位没有患抑郁症的母亲，当婴儿在白天小睡时也可能难以入睡。尤其对于那些焦虑程度很高的母亲来说，这种说法显然是不可能的。对于产后的母亲来说，最重要的是晚上宝宝睡觉的时候她也睡觉。

筛 查

我们建议使用专门为孕期和产后而设计和验证的标准化筛查工具，如爱丁堡产后抑郁量表（EPDS）。EPDS 已经被翻译成了 70 多种语言，并在全世界使用。一般情况的抑郁症筛查量表也可以被使用，包括已经被验证可用于孕期和产后的患者健康问卷（patient health questionnaire，PHQ-9）。PHQ-9 的使用频率正在增加，而且很多医疗保健人员对这个问卷也很熟悉。为了方便您的使用，我们列举了日常的筛查问题。我们使用孕期及产后心理治疗师这个名词来表示那些接受过专业训练、并且专注于孕期和产后情绪及焦虑障碍疾病治疗领域的心理治疗师。

产前筛查

已经有若干产前筛查工具被许多专业人士编制出来了。它们被列在参考资料的部分。如果使用筛查问卷的时间有限，应询问

"孕前和怀孕期间的风险评估"一节内容中的问题。最低限度是必须询问与最高风险程度相关的问题，用星号（＊）表示。这些问题与个人或家族精神疾病史、既往 PMADs 和严重的月经前情绪变化有关。

已经发现使用 EPDS 或 PHQ-9 进行产前筛查能有效地识别患有产前抑郁症和焦虑症的女性。这些症状需要治疗，而且会使女性在产后患情绪或焦虑障碍疾病的风险更高。

孕前和怀孕期间的风险评估

预警信号

+ 失约
+ （对她自己以及胎儿的健康状况）过度担忧
+ 看起来异常疲倦
+ 哭泣
+ 明显的体重增加或下降
+ 无明显原因的身体不适
+ 关于过往创伤的闪回、害怕或噩梦
+ 她担心自己无法成为一位好母亲

可用于询问的问题

注意：即使你的客户／患者经历过这些疾病，如果她们从未被正式诊断过，她们可能也不会意识到这些疾病是真实存在的。你可能需要询问她们关于疾病症状的经历，而不是仅用诊

断术语来评估。

关于以下的任何一个问题，如果一位女性的回答"是"，她患上 PMADs 的风险就会增加。

* 你是否曾有过情绪低落或悲伤、极度焦虑、惊恐发作、重复思维或行为、情绪极度波动、与现实脱节或饮食紊乱的经历？

有情绪或焦虑障碍病史的女性需要接受关于孕期和产后相关疾病高发病率的教育。她们应该被转介给孕期及产后心理治疗师，来帮助她们制订一个行动计划，将发病的风险降到最低。那些有双相情感障碍或精神病病史的女性也应该在孕期和产后被转介给精神科医生进行用药评估和观察。

* 你是否定期服用药物（处方药或非处方药）、维生素或草药？你在使用大麻或其他毒品吗？

那些自己服药来治疗失眠、焦虑、悲伤或其他有关情绪障碍症状的女性都应该被孕期及产后心理治疗师进行评估。有些女性会使用咖啡因、香烟、大麻、草药、酒精和药物来缓解情绪上的痛苦。

* 你是否曾经经历过孕期或产后的情绪或焦虑障碍疾病？

对这个问题的回答是"是"的女性，发生另一次孕期及产后抑郁症、焦虑症及相关情绪障碍的风险极高。他们应该被转介给孕期及产后心理治疗师，来帮助她们制订一个行动计划，以将复发风险降到最低。

* 你是否曾经服用过任何治疗抑郁症、焦虑症或其他情绪障碍疾病的药物？

如果是这样的话，告诉她们关于孕期及产后情绪或焦虑障碍疾病的发生风险。在孕期及产后仔细观察她们。如果她们已经有症状了，恰当的方法是转介给熟悉孕期及产后情绪障碍疾病治疗的精神科医生。

你在月经来临之前，会有情绪上的剧烈变化吗（PMS 或 PMDD）？

因为她们体内的激素会发生剧烈的变化，因此，这些会受到激素变化影响情绪的女性，显然会在孕期和产后处于高风险状态。向她们宣教相关疾病的风险，并在孕期和产后仔细观察她们。

你有精神疾病（诊断或未被诊断）史或有因精神病而住院或自杀的家族史吗？

如果回答是"是"，向她们宣教相关疾病发生的风险，并在孕期和产后仔细观察她们。

- ❖ 你本人或你的家族中是否有人曾经有物质滥用的情况？
- ❖ 现在你怀孕了，在生理上和情绪上感觉怎么样？
- ❖ 你觉得你在情绪上和生理上有足够的支持吗？
- ❖ 你是否经历过孕期和分娩的创伤？（或者在情感上、性方面或身体上的虐待）？
- ❖ 你是否正在经历重大的生活压力（例如：搬家、换工作、死亡或财务问题）？
- ❖ 你或胎儿是否有任何健康问题？双胞胎、三胞胎或多胎分娩会增加母亲患产后抑郁症和焦虑症的发病风险。
- ❖ 你本人、或家族中是否有人有甲状腺疾病病史？

产后筛查

目前已经有许多产后抑郁症的筛查工具（见参考资料的部分）。无论是使用电子版还是填写纸质的材料，大部分都可以在候诊室里很容易地完成。也可以通过电话、应用程序或在互联网上完成。

1987 年，约翰·考克斯（John Cox）医生等人在英国发明了爱丁堡产后抑郁量表（edinburgh postnatal depression screening scale，EPDS）。这是一个包含 10 个问题且可以自我检测的筛查工具。EPDS 已经被翻译成了很多种语言，并在全世界被广泛地使用。EPDS 对青少年和父亲也很有效。你可以在很多互联网的网站上找到 EPDS。EPDS 也有一个包含 3 个问题的简单版本。

筛查的临界分数可能因被筛查者的文化不同而产生差异。在一些文化中可能不太认可潜在的负面情绪或苦恼。李医生（1998）是最早验证 EPDS 在中国使用的人之一，他发现在中国 9/10 为临界分数是最准确的。很遗憾，这本书中提到的一些中国研究使用了更高的临界分数，因此有一部分抑郁症可能就被忽略了。同样，在美国的一项大型研究中，10 分表示是轻度抑郁。

产后风险评估

对于产前未经筛查的产后患者，需要询问孕前或怀孕期间的风险评估的前 6 个问题（标有 * 的问题），以及产后风险评估中的问题。

母亲的预警信号

✛ 失约

✛（对她自己以及对胎儿健康）过度担忧

✛ 看起来异常疲倦

✛ 需要有一个人陪同她来看诊

✛ 明显的体重增加或下降

✛ 无明显原因的身体不适

✛ 泌乳不佳或有母乳哺育问题（可能预示甲状腺功能紊乱或 PMADs）

✛ 回避关于她自己健康、幸福的问题

✛ 哭泣

✛ 不愿意抱宝宝或者对照顾或回应宝宝感到非常不自在

✛ 不允许其他人来照顾宝宝

✛ 尽管宝宝很好，但对宝宝还是过度关注（例如：摄入充足、生长发育、体重增长）

✛ 刻板或执念（例如：刻板地遵循宝宝的喂养或睡眠计划）

✛ 过分关注自己或婴儿的外表

✛ 说宝宝不喜欢她或她不是一个好妈妈

✛ 妈妈表达缺乏伴侣的支持

宝宝的预警信号

✛ 过度的体重增加或减少

✤ 认知或语言发育迟缓

✤ 对母亲的回应减少

询问的问题

✤ **你感觉怎么样?**

当你问这个问题的时候,和她保持良好的眼神交流。

✤ **当妈妈的感觉怎么样?**

感觉自己做得不好,或者不喜欢作为母亲要做的事情,这些女性可能就会抑郁。

✤ **你有什么特别担心的事情吗?**

✤ **你晚上睡得好吗(包括睡眠质量和睡眠时长)?**

每天晚上最好需要 6 小时的连续睡眠,以保持清晰的思考和身体各项功能的正常运作。

✤ **当其他人睡着的时候,你能睡得着吗?**

对于每一个患有情绪和焦虑障碍疾病的人来说,睡眠问题很普遍。感觉特别精力充沛,并且对睡眠的需求减少,可能提示了双相情感障碍。

✤ **宝宝的睡眠怎么样啊?**

婴儿睡眠不良会与母亲的抑郁和焦虑有关。

✤ **宝宝晚上醒了后,谁起来照顾他/她呢?**

有没有其他因素会导致睡眠中断,比如打鼾或宠物?

✤ **你是否有什么不寻常或者恐怖的想法?**

如果答案为"是",将母亲转介给孕期及产后心理治疗师或相关的精神科医生,她需要立即得到评估。有一些想法可能是正常的;然而,很多其他的想法会表明是强迫症

（相对来说不紧急的情况）或精神病（最紧急的情况）。

❖ **你是否在生理和情绪上获得了足够的帮助？**

一个来自家庭和朋友的良好支持系统会对她有很大的帮助。

❖ **总的来说，你觉得自己和原来比变化很大吗？**

患有孕期和产后抑郁症或焦虑症的女性通常都反馈，她们感觉不像原来的自己，或感觉自己的性格变得不一样了。

❖ **你的胃口怎么样？**

食欲明显变化就是一个预警信号。同样留意一下，体重是否有骤增或骤减的情况。

❖ **你一般多久吃或喝一些东西？通常吃或者喝什么呢？**

详见第三章关于饮食部分的内容。

❖ **你是亲喂母乳吗？还是把母乳挤出来喂宝宝？母乳哺育的情况怎么样？**

泌乳不足可能提示了甲状腺功能紊乱或是焦虑的结果。

❖ **如果是配方奶喂养，你是何时离乳的？离乳的过程有多快？**

突然的断奶可以引起 PMADs。

❖ **你上一次例假是什么时候来的？**

产后的第一次例假会是一个发病因素。

❖ **你是否在常规服用一些药物或者草药？**

那些自己来治疗失眠、焦虑、悲伤、疲劳或其他症状的经历可能预示了情绪或焦虑障碍疾病，这些女性都应该由孕期和产后的心理医生进行评估。

❖ **你会比平时更情绪化吗（哭泣、脆弱或担心）？**

这在情绪障碍疾病中很常见。参见第二章查看更完整的症状列表。

❖ **你或者宝宝有健康方面的疾病吗?**

这些因素增加了情绪与焦虑障碍疾病的风险。

❖ **你看着宝宝的时候,有什么样的感觉?**

没有感觉到与宝宝亲密或有联结,或是感到愤怒,都可能表明有产后抑郁症。在宝宝周围会感到不自在可能是焦虑症或强迫症。认为婴儿是邪恶的,是恶魔,或是被恶魔或魔鬼附身,很可能提示了精神病,这是一种精神方面的急症。

心理治疗师、精神科医生、社会工作者

作为一名心理健康工作者,你可能在怀孕前就和这名女性或夫妻打过交道。你会成为她备孕计划和生育周期安全的一部分关键因素。你必须熟悉风险因素以及如何降低风险因素的最新信息。熟悉有关心理治疗、复发,以及与孕期及产后女性药物治疗相关的最新研究。你可以帮助她监测症状,并与她的医疗保健工作者合作。在本书参考资料部分为她和她的医疗保健工作者提供了信息。

初级保健从业者

作为一名初级保健从业者,你可能会与你的患者保持长期的联系。你很清楚她的心理和生理的健康史。这使你处于一个有利的角度,以评估她的孕前风险,并提供适当的指导。如果

这位女性在怀孕后或产后出现了情绪方面的问题，你的办公室可能会是一个安全的避风港。请阅读本书参考资料部分提供的信息，以及可以将这位女性转介给当地受过孕期及产后情绪和焦虑障碍疾病培训的专业人员。

应鼓励正在怀孕或计划怀孕的且正在服用抗精神病药物的女性咨询专门治疗孕期和产后疾病的精神科医生，以确定是继续用药还是逐渐停药。根据每位女性的病史，建议会有所不同。接受双相情感障碍或精神类药物治疗的女性一定要咨询熟知孕期及产后心理疾病的精神科医生，来制定药物治疗计划。这些女性在怀孕期间和产后都需要仔细监测，以减少患病风险。

儿科医生和新生儿科医生

父母会向你寻求关于孩子健康各个方面的建议。你的话会很有分量。虽然儿科检查时，检查的重点是婴儿，但有充分的证据表明，父母的心理健康对孩子在家中的成长有着巨大的影响。如果母亲在怀孕期间一直服用精神类药物，尽可能让父母放心孩子会很好，不会出现任何生长迟缓或新生儿并发症。如果妈妈想在服用抗抑郁药的同时给宝宝进行母乳哺育，请支持她。已经有研究表明，患有抑郁症或焦虑症的母亲母乳哺乳或泵奶的持续时间会较短（Pope，2016）。除非给予鼓励和帮助，否则她们就很容易会放弃。母亲在母乳哺育的同时服用药物，坚持给婴儿母乳哺育的时间会比未经治疗的母亲更久（Grzeskowiak，2014）。

需要重症监护的婴儿父母面临患抑郁症和焦虑症的风险较

高。他们需要额外的支持和筛查。向当地受过 PMADs 培训的专业人员进行转介，以及提供在本书参考资料部分的相关信息。

我们建议你使用标准化的产后筛查工具。女性应在产后的第一年接受评估。如果她的最后一次看诊在产后 1 年以内，确保她获得转介的相关信息，以备日后所需。

已经在服药的女性，或者你认为那些需要医疗评估的女性，都应该被转介给专门精通于 PMADs 的精神科医生。在儿童出生后的第一年，应在儿保科检查时进行筛查。

妇产科医生、助产士，和其他与女性健康相关的从业人员

你的办公室在女性整个怀孕期间，都会是一个舒适的和获得建议的来源。这种亲密的关系很可能会让一位经历过痛苦的女性向你求助。但是，除非特别去询问，否则许多女性不会在有负面情绪或担忧时去找你。经历了新生儿死亡的女性需要被关注和得到额外的支持。向受过 PMADs 培训（postpartum.net）的专业人员进行转介，以及提供在本书参考资料部分的相关信息，并进行定期随访。

应该鼓励服用精神类药物的孕妇或计划怀孕的女性咨询熟悉孕期和产后情绪障碍疾病治疗的精神科医生，以确定是否继续或改变她的药物治疗方案。服用针对双相情感障碍或精神类药物的女性，一定要咨询精神科医生，以协助其制订药物治疗计划。这些女性在孕期和产后都需要仔细地随访。

　　我们建议你使用标准化的产后筛查工具。在婴儿出生后的第一年，应该对产妇进行评估。如果你和她的最后一次会面是在产后一年以内，确保她获得转介的相关信息，以备日后所需。已经在服药的女性，或者你认为需要被医学评估的女性，应该被转介给一位专门研究 PMADs 的精神科医生。

精神科医生

　　由于你是最熟悉精神科药物的专业人士，许多孕期和产后的女性将被转介给你进行评估和治疗。你在这个治疗团队中扮演着不可或缺的角色。

　　关于妊娠和哺乳期药物治疗的研究结果和建议不断在变化。近年来在孕期及产后情绪和焦虑障碍疾病的药物治疗领域中有一些重要的发现，接下来我们将对此进行讨论。如果你只给患者开药，确保向患者介绍一位在 PMADs 领域受过培训的心理治疗师。请务必准备一份可供转介的当地专业人员的列表，这非常重要。

分娩导乐

　　研究表明，导乐参与分娩有助于减少产后抑郁症（Gjerdingen，2013）。作为一名分娩导乐，你有独特的视角来筛查产前风险和观察情绪问题的早期预警信号。例如，如果在进行孕前和孕期风险评估时，你发现该女性曾经遭受过创伤性分娩或童年时期的性虐待，她可能会在即将经历的分娩过程中出现闪回。将母亲转介给当地接受过孕期及产后情绪障碍疾病培训的专业人员，并向其提供本书参考资料部分的相关信息。

应鼓励正在服用精神类药物的备孕或怀孕女性咨询专门从事PMADs治疗的精神科医生，以确定是继续服药还是慢慢停药。根据每位女性的病史，建议会有所不同。服用治疗双相情感障碍或抗精神病药物的女性，一定要咨询精神科医生制订药物治疗计划。这些女性在整个孕期和产后都需要仔细监测，因为即使服用药物，复发的风险也很高。

如果你在为孕妇提供服务之前能预先进行一次初访，你可以询问她对于分娩或产后是否有什么特别的担心。然后她可能会分享一些信息，给你一些关于她在心理状况方面的线索。让这位孕妇了解，你擅长于孕期和产后情绪和焦虑障碍疾病这一领域，并可以敏感地察觉分娩和产后可能出现的各种情绪问题。

对你服务的所有女性进行孕前和孕期风险评估。如果你会持续在产后看到这些女性，使用产后风险评估工具。请记住，这些信息可能会以非常随意的形式被收集到，比如简单到通过聊天。熟悉相关的问题和信息，以便进行筛查。

产后导乐和上门护士

你有机会观察母亲的家庭和社会环境，从中你会获得关于母亲身心方面和家庭的关键信息。例如，如果你发现她缺乏伴侣支持或是有婚姻冲突的迹象，她患上 PMADs 的风险就更大。如果她的房子异常整洁，你需要知道是谁在做家务。如果是她，甚至她在半夜不睡觉却在打扫或吸尘，这就不正常了。

帮助她创造一个疗愈和支持性的环境，例如打开窗帘让更多的光线进入；检查她的饮食是否健康；以及消除不必要的噪声，使她的家更安静和更舒适。

如果你只是在产后与这位女性会面，而没有机会在产前对她进行筛查，我们建议你使用标准化的产后筛查工具，如 EPDS 或 PHQ-9。女性应在产后第一年内持续接受评估。如果你最后一次探望她是在产后一年以内，确保她有可转介渠道的相关信息，以备日后所需。

已经在服药的女性，或者你认为需要医学评估的女性，都应该被转介给专门进行 PMADs 治疗的精神科医生。你也可以将母亲转介给当地参加过 PMADs 培训的专业人员，以及分享在本书参考资料部分的相关信息。

泌乳顾问或哺乳指导

泌乳顾问或哺乳指导的作用可能表面上看起来是单一的，只与母乳哺育的机制有关。然而，正如我们所知，泌乳顾问或哺乳指导也提供了巨大的情感支持。你可能会是第一位在产后几周内就见到母亲和婴儿的专业人士。

在这个脆弱的时刻，你和母亲的亲密关系能让你观察和倾听潜在的情绪问题。产后妈妈会认真听取你的建议，并且非常信任你。协助每位女性制定个性化的方案，这是非常重要的。

如果她的身心健康正在变得糟糕，这显然对宝宝不利。对于新妈妈是否可以继续照顾自己，你会很大程度影响她的这个决定（例如，每周至少会有几个晚上实现 6 个小时不间断的睡眠）。在这种情况下，她就会需要一位支持人员来帮助照看孩子。

母乳哺育的困难可能与性虐待、分娩创伤、强迫症、抑郁症和焦虑症有关。患有抑郁症或焦虑症的女性停止母乳哺育的时间更早。当她们的心理状态得到改善时，往往会延长母乳哺育持续的时间。尤其当这位女性的易感风险较高时，突然断奶可引起情绪或焦虑障碍疾病。如果她已经在经历情绪和焦虑障碍疾病，突然断奶会大大加重她的症状。特别是如果一位女性已经患了抑郁症且自我感觉很差，无论任何时候，只要她不能继续母乳哺育，都会产生很大的内疚感。你当时说了什么或不说什么，对于她自己对于母亲角色的感受都会有产生很大影响。

许多专业人员不了解关于精神类药物和母乳哺育的最新研究。重要的是，假如你了解这方面的相关知识，你就可以为需要服药的女性提供更多的帮助。有很多很好的网站和手机应用程序也可以提供这些信息，你也可以将母亲转介给参加过 PMADs 培训的专业人员，包括了解哺乳期用药相关知识的精神科医生，以及分享在本书参考资料部分的相关信息。

我们建议你使用一个标准化的产后筛查工具，如 EPDS 或 PHQ-9，但本书中的非正式的筛查问题也能很好地进行产后筛查。女性应在产后第一年内持续接受评估。如果你最后一次见到她是在产后一年内，确保她有可转介渠道的相关信息，以备日后所需。

已经服药的女性，或者那些你认为需要进行医学评估的女性，都应该咨询一位专门从事孕期及产后情绪和焦虑障碍疾病治疗的精神科医生。

▌生育教育者

我们经常会听到这样的感叹："为什么我们的分娩课上没有人提醒我们孕期和产后会有情绪和焦虑疾病？"尽管一位生育教育者的主要焦点会放在分娩和生产上，但你有责任，也有机会对夫妻进行有关 PMADs 的教育。这可能是一个很难讨论的话题，因为没有一位女性会认为这会发生在她身上；所以这使得由生育教育者来引入这个话题的讨论变得更加重要。

如果你认识这个领域的专家，你可以邀请她或他加入你的课堂，来为准父母们上课。如果没有，平静地提出这个话题，就像其他常见的孕期或产后会经历的事情一样。你也可以考虑播放产后支持国际联盟的一个 13 分钟视频——《健康妈妈，幸福家庭》，来引入这个话题。

我们可以假设在生育教育课或是孕妇学校的一些学员已经在遭受这种疾病的折磨或处于这种疾病的高风险之中。你的学员可能不会提起这个话题，所以你需要来引发这个话题的讨论。提供信息是没有危险的，而忽略信息会造成很大风险。即便准妈妈没有了解这些信息她的伴侣可能也会在生育教育课或孕妇学校获得这些信息。这样当伴侣发现一些症状时，他就会意识到自己或他的妻子可能需要帮助了。

你可以分享一些本书参考资料部分的信息，以及在 PMADs 方面受过培训的专业人士的姓名和电话。

如果你对学员有后续的跟踪随访，询问他们对为人父母的挑战和快乐有什么感受，一定要给没有参加聚会的家庭打电话。他们可能过得不好，而且可能在试图自己逃避不正常的情况。

新手父母互助小组的负责人

从统计结果来说，如果你的小组中有 10 位女性，她们中的 1 人或 2 人就会有 PMADs。这位女性很少会有勇气公开表达自己的感受，因为她很可能会感到内疚和羞愧。她渴望有人开启讨论这个话题的大门，来允许她表达自己的真实感受。如果有伴侣在场，也要问一问伴侣过得怎么样。父亲或伴侣可能有预先存在的情绪或焦虑障碍疾病，怀孕的压力也会加重他们的症状。不管怎样，父亲和伴侣也需要并应该得到支持。

你应该鼓励大家讨论在父母角色过渡的过程中出现的情绪，以及自己与伴侣、婴儿、朋友和家人的关系。你可以很容易地了解到一些超出正常调节范围的情绪和行为。

每一个新成立的小组都应确保以不带评判的方式来探索这个话题。如果你愿意，你可以邀请一位在这方面擅长的专业人员来带领这个话题的讨论。在任何情况下，请将本书参考资料中的信息以及接受过 PMADs 培训的专业人员的姓名和电话号码分享给有需求的人。考虑播放产后支持国际联盟的一个 13 分钟视频——《健康妈妈，幸福家庭》。

▎其他专业人员

　　还有许多其他出色的专业人士会接触到孕妇和产后女性及她们的生活。例如，关注产前和产后锻炼的物理理疗师和讲师应该在接触孕妇和产后女性时，提到情绪和焦虑障碍疾病的可能性。但首先，将本书参考资料部分的信息提供给你接触到的孕妇和产后女性，就可以给她们相应的支持。

CHAPTER 7

第七章

治 疗

Treatment

为什么治疗是必须的?

科学不断地进步,并更迭着我们的信仰和观点。过去人们认为地球是平的,婴儿应该趴着睡觉。现在我们知道地球其实是圆的,让婴儿仰卧睡觉可以降低婴儿猝死综合征(SIDS)的发生风险。关于孕期和产后的情绪和焦虑障碍疾病的研究也让我们了解了新的结论。过去,人们认为这些疾病是不存在的,或者即便女性患有这些疾病,也不需要治疗。人们曾经认为,女性应该忍受痛苦,并等待自己康复。现在我们知道这种想法是多么的错误了。孕期未经治疗的疾病极有可能导致产后疾病的发生,而她身边所有的人也都会遭受负面的影响。未经治疗的情绪和焦虑障碍疾病可能(或可能不)会在一段时间后消失,但这无疑会增加在今后生活中复发的可能性。大多数人,如果被诊断为糖尿病或癌症,会立即寻求治疗;而生育周期的疾病同样需要治疗和护理。大脑和身体其他部位一样重要。

怀孕期间未经治疗的情绪和焦虑障碍疾病和以下情况有关(Meltzer-Brody,2014):

❖ 自己服用有潜在不安全因素的非处方药、烟草(20%)、乙醇(酒精,19%),或药品(6%)

❖ 营养不良，以及自我照顾不足

❖ 食欲改变，以及异常的体重增加或降低

❖ 胎儿发育不良，低出生体重儿

❖ 早产

❖ 哭得更多、更难安抚和平静下来的婴儿

❖ 家中学龄前儿童的行为问题

❖ 家中较大儿童的发育迟缓

❖ 家中青少年的反社会、攻击性和暴力行为

产后疾病未经治疗的母亲可能会出现以下情况：

❖ 婴儿脑电波提示也存在抑郁情绪

❖ 与婴儿建立亲子联结和亲子依恋有困难

❖ 婴儿哭闹频繁

❖ 儿童语言和认知（思维）发育不良，母亲与孩子交流不够
或没有给孩子读足够的书等而造成孩子入学准备不足

❖ 不太可能使用汽车座椅，而且更可能会使用严苛的管教

❖ 不太可能采用母乳哺育，而且即使开始时采用母乳哺育的
方式，也不太可能会坚持

❖ 当她们的孩子到了青少年时期，超过 50％ 的孩子更有可
能也有焦虑或抑郁的疾病

当父亲患了抑郁症：

根据一项研究（Ramchandani，2008），3 岁半时被发现有问
题的孩子中，男孩多于女孩。假使父亲患有严重抑郁症，他们 4

岁的孩子更有可能因说话发音、言语和行为问题接受专业人员的治疗。父亲的抑郁症与 7 年后孩子患精神障碍疾病的发病率显著相关，尤其是男孩的破坏性行为问题。

研究还表明，仅是治疗父母的抑郁或焦虑疾病并不总是足够改善母婴或母子依恋关系。在治愈的过程中需要特别注意这些亲子关系。一些包含身体接触的活动，如婴儿抚触，被证明是有帮助的。从事这一领域的专业人员也包括了发展心理学家和婴儿心理健康的专家。

未经治疗的疾病将影响到整个家庭。你需要、也应该过得很好!

研　究

一项研究并不能说明疾病相关的全部情况，了解研究结果的同时也会面临一些挑战。当你参考一项研究结果时，需要同时核对以下几个问题：

这项研究结果是在哪里报道的？

网络往往不是可靠的来源。论坛和博客通常不会准确地解释科学研究的结果（我们推荐本书参考资料列出的那些信息）。通常这些来源的科研结果会包含某些个人的故事。即使是来源于大众追捧的新闻也会混淆科学结论，因为这些新闻的主要目的是制造出引人注目的头条。

这项研究的对象包含多少人？

参与研究的人群越小，其结果的意义就越小。最有价值的研究会包含成千上万的参与者，或者某个小样本的研究结果被其他研究重复。

这项研究评估或研究了什么？是如何开展的？

例如，有许多关于药物对胎儿影响的研究。一些研究是基于医生开具的处方，然后观察婴儿发生的问题在哪里。但即使开了处方，也不一定意味着这位女性真的吃药了。即使她服用了药物去治疗抑郁症或焦虑症，她也可能没有按疗程或必要的剂量来服用。

许多研究观察药物对胎儿的影响时，并没有考虑到其他重要的影响因素，如香烟、药物、酒精、营养不良，或者如果女性用药剂量不足对于抑郁症或焦虑症的影响。例如，在研究孤独症时，遗传风险也是需要被考虑的很重要的一项。

我们的目标是翻译和总结最好的研究成果，以帮助你和你的家人做出最好的决定。

▌预　防

当然，预防孕期及产后的情绪和焦虑障碍疾病是终极目标。目前正在开展的对预防方法的研究中，主要涉及的是咨询和教育项目（O'Connor，2019）。针对患 PMADs 的高风险女性的干预措施已被证明可以有效地降低该疾病发生的可能性或严重程度。参与研究的女性曾经历过抑郁、虐待、意外怀孕、生活压力事件、伴侣暴力和怀孕期间并发症的病史。以下是目前可参考的一些研究结果。

在一项加拿大的研究中，产后抑郁症高危风险的女性可以延长单人间的住院时间（最多 5 天）。她们的宝宝晚上睡在育婴室里，这样妈妈们就可以拥有不间断的睡眠。这些母亲在住院期间还会与加拿大妇女健康关怀诊所的一名成员进行一次会面。这项研究强调了不间断睡眠和获得支持的重要性——不仅这些女性较少可能患上了产后抑郁症，对于那些患抑郁症的女性来说，抑郁症也更轻（Ross，2005）。

也有研究表明，无论是线上还是线下的心理治疗，或集体心理治疗，都可以有效地用于预防孕期和产后的情绪及焦虑障碍疾病。利用人际心理治疗（interpersonal psychotherapy）、认知行为疗法（cognitive behavioral therapy）和孕期心理教育的团体治疗有效地减少了产后抑郁症和焦虑症的发生（Werner，2015）。一个用英语和西班牙语提供的预防产后抑郁症的互联网项目也被发现是有效的（Barrera，2015）。

以正念为基础的认知疗法（mindfulness-based cognitive therapy，MBCT）为预防抑郁症的复发提供了有力的证据。应用在孕期和产后抑郁症的情况时，也有积极的效果。

在中国，有一个对第一次生产的母亲提供的生育教育项目是以人际心理治疗为重点的。该项目包括了两个 90 分钟的产前课程和婴儿出生后两周内的一个电话随访。这项计划为新妈妈增加了社会支持，并改善了她与婆婆的关系。新妈妈们也觉得自己掌握了应对向母亲身份转变的知识和技能（Gao，2012）。另一项研究还发现，与婆婆建立的良好关系可以有效降低产后抑郁症的发病率（Shi，2017）。

那么药物治疗呢？一项研究发现，一小部分产后抑郁症的高危女性在分娩后 15 小时内开始服用舍曲林，显著降低了产后抑郁症的发病率（Wisner，2004）。

一项对中国女性的研究发现，服用叶酸补充剂到至少孕 6 个月的女性，她们产后抑郁症的发生率较低（Yan，2017）。

在美国进行的一项小样本量但结果令人振奋的研究表明，含有 L－甲基叶酸和叶酸的补充剂可以有效预防和治疗备孕或孕期女性的抑郁症。在美国，Enbrace HR 是一种处方的产前维生素，它适用于所有女性，甚至那些患有 MTHFR 基因突变（对天然叶酸或合成叶酸代谢困难）的女性（Freeman，2019）。

所有的新妈妈都需要一个完整的健康计划，因为所有的妈妈都需要得到关爱。这不是奢侈品，而是必需品！如果女性处于高风险状态，她应该在怀孕前就与擅长相关疾病的心理医生会面，来共同制定产前和产后的健康计划。这项计划可能包括与其他专业人士预约后续的专项服务，如精神科医生、营养师、睡眠指导（确保睡眠不受干扰）、食物和饮食指导（谁来购物和烹饪），以及如何安排婴儿照看计划，以便让妈妈在产后每周获得休息和个人时间。如果发生疾病，健康计划将确保母亲获得支持并加快康复。

信息和宣教对于治疗来说是关键的部分，有时候这些内容会是一位女性想要康复的全部。她需要知道自己的疾病是真实存在，并且是可以治疗的。

▎心理治疗

心理治疗是一种谈话治疗。一位擅长孕期和产后心理健康领域的专业人员是在孕期和产后的情绪和焦虑障碍疾病有关的问题上受过专门训练的人。只参加过一般的抑郁症和焦虑症的培训的人士是没有能力处理独特的 PMADs 的一系列问题的。心理教育是孕期和产后治疗的重要组成部分，它包括提供与孕期和产后疾病及其治疗的相关问题的信息和解释。心理治疗师应该熟悉当地的可利用资源以及网络和印刷品上的正确资源。心理治疗可以是女性个人的治疗、与伴侣的夫妻治疗、与家庭成员一起的家庭治疗，或女性团体治疗。

有关妊娠和产后的相关治疗也涉及危机管理。研究发现，对PMADs 最有效的治疗方法是短期、简单的心理治疗，重点是减轻症状和改善生理和社会等功能。孕期和产后不是进行长期心理动力学或精神分析治疗的时机。

有两种心理治疗类型或模式已被充分研究和证明可以有效预防和治疗 PMADs。这两种疗法被称为人际心理治疗［（IPT）Sockol，2018］和认知行为治疗［（CBT）Stamou，2018］。在这两种模式中，治疗师都扮演着积极的角色，来促进和引导问题的讨论，并教授解决问题的技能。心理治疗被证明具有长期的积极影响。

人际心理治疗模型可以帮助客户处理角色的改变、转换和冲突，失落和创伤方面的问题，并建立人际技能和支持资源。

CBT 通过教育和技能建立的方式来帮助监测和改变一个人的思维和行为。CBT 帮助来访者建立评估生活体验的新方法，包括创伤，并教授可立即使用的实用工具。

两种模式都关注来访者的优点。当一位女性不能顺利实施或应用心理治疗策略时，叠加药物或其他治疗方法通常是有用的。

社会支持

良好的社会支持提供不带批判的倾听、回应和信息。它营造了一个环境，使女性能够看到她们不是孤独的或该受责备，有时特别是从 PMADs 中康复并接受了专门培训的女性也能提供良好的社会支持。社会支持可以是情感支持，也可以是实际的体力支持（保姆、家庭清洁和给母亲送饭）。支持网络包括了支持小组、电话支持、上门服务、电子邮件和在线互助小组、信仰 / 精神家园、家人和朋友。

大量研究表明，各种社会支持的形式对 PMADs 的预防和康复都是有效的（Dennis，2007，2013）。你可以联系产后支持国际联盟（请参阅本书参考资料部分的内容）或你所在当地的有关机构来寻求社会支持方面的帮助。

补充和替代疗法（CAM）

目前有很多不涉及处方药的孕期和产后疗法的研究正在进行。补充疗法是在已有治疗方案的基础上，作为增强治疗效果而使用的。替代疗法是用来代替药物治疗的方法。

和常规情况一样，在开始任何补充或替代治疗之前，一个明确的诊断是必不可少的。例如，S-腺苷甲硫氨酸、圣约翰草和强光疗法就好像一些抗抑郁药一样，它们都能引发双相情感障碍患者的轻躁狂或躁狂。自然并不一定意味着"安全"。在服用补充剂或使用这些疗法之前，一定要和你的医生交流一下。

被证明是有效和安全的

按摩和瑜伽

已经有报道关于婴儿抚触对于父母和婴儿（Dehkordi，2019；Rominov，2016），以及产前瑜伽（Battle，2015）的治疗效果的数据。

日光

日光疗法（自然光或特殊灯箱）已经被作为补充疗法或替代疗法而使用（Crowley，2012）。

夜光

约翰卡罗尔大学的研究人员发明了一种特殊的眼镜，经双盲临床研究证明，这种眼镜能帮助夜间睡眠，并能最大限度地减少孕期和产后的双相情感障碍和抑郁症的发生。当准父母和新父母需要在夜间起床时，眼睛暴露在光线下可以切断睡眠激素——褪黑激素的分泌。它也会扰乱昼夜节律，也就是"内部时钟"。在那之后，褪黑素可能就不会在正常时间分泌，从而使人难以入睡。长此以往，昼夜节律的破坏加上睡眠不足就会导致抑郁症。正如所有的灯箱都有些细微的差别，你也要留意其他仿制的无效的眼镜。你应该去有相关研究支持的渠道获取信息。

Omega-3

Omega-3 必需脂肪酸已经被证实在预防和治疗产前和产后抑郁症和焦虑症方面是有效的。美国精神病协会建议情绪障碍疾病的患者每天服用 1 克的 EPA（二十碳五烯酸），并且需要同时服用 DHA（二十二碳六烯酸）。仔细阅读产品标签，确保你同时服用了 EPA 和 DHA。需要服用的 Omega-3 来自鱼油，而不是植物来源，这两个来源的 Omega-3 是不同的。Omega-3 建议作为补充治疗。如果你在服用 Omega-3 的时候也在做母乳哺育，婴儿的神经发育可能也会得到促进（这些"亲脂性酸"已经被添加到了许多婴儿配方奶粉中）。

经颅磁刺激

重复性经颅磁刺激（transcranial magnetic stimulation，TMS）采用无创脑刺激技术，在治疗抑郁症方面显示出明显的疗效。TMS 被美国食品药品监督管理局 FDA 批准用于治疗成人的重度抑郁症，并对患有抑郁症的怀孕女性也进行了一些小样本的研究。在开始进行 TMS 治疗的 3 周内，抑郁症症状明显减轻，母亲和婴儿中也没有发现不良反应。对于选择不服药的女性，TMS 可能是一种有效的治疗方法。

针灸

斯坦福大学的一项研究发现，针灸对于怀孕期间的轻度至重度抑郁症来说，是有帮助的（Manbur，2010）。在美国，一些保险公司提供的保险支付范围包括了针灸。

被证明是无效的或是不安全的

大麻

大麻现在是美国和加拿大怀孕期间被使用最广泛的物质之一。如今，它在许多地方都更易合法获得。在胎盘、羊水和胎儿体内都能检测到大麻。孕中期和孕晚期使用大麻已被证实与胎儿发育不良有关。在整个孕期都使用大麻会让胎儿出现出生低体重的情况。即使在医疗上合法使用大麻，也没有明确的孕期和产后使用的"安全"剂量。对于胎儿在子宫就暴露于大麻而产生的长期的大脑发育和行为问题已越来越被关注（Jaques，2014；Gunn，2016；Friedrich，2017）。

美国妇产科学院（2017年）表示，"应鼓励孕妇或打算怀孕的女性停止以医疗为目的的大麻使用，而使用更安全的妊娠替代疗法。吸食大麻的影响可能与吸烟或饮酒的影响一样严重。"

关于母乳哺育的母亲使用大麻的影响，还没有被充分地研究。但我们已经知道母亲在使用大麻后长达6天的母乳中，都会发现大麻残留（Bertrand，2018），而且大麻的含量甚至可能高于母亲血液中的含量。通过母乳接触大麻会影响1岁以下儿童的大脑发育。

如果你经常使用大麻，我们鼓励你与你的医生进行交谈。考虑一下你需要治疗什么，什么是治疗这个问题最安全的方法。

草药

在孕期或哺乳期，很少有关于草药安全性或有效性的研究（Deligiannidis，2014）。草药疗法通常在很少或没有监管或安全监控的情况下被生产。你无法知道每一剂量的有效成分的质量或数量。在美国，政府没有对草药制剂制订相关规定。研究发现，活性成分的测定量与商品标签上声称的含量差异很大——胶囊为0～109％，片剂为31％～80％。你不可能知道你到底吃了什么草药，吃的量是多少。

很少有评估圣约翰草汁（贯叶连翘）在怀孕期间或在母乳中安全性的研究。没有研究表明圣约翰草是治疗焦虑症或强迫症的有效方法。圣约翰草汁会与许多药物发生相互作用，包括治疗心脏病、抑郁症、癫痫、某些癌症和避孕的药物。这意味着圣约翰草汁会降低避孕药的效果。圣约翰草汁不应与 SSRI 类抗抑郁药一起服用，因为它们作用于大脑中相同的化学递质。

胎盘

媒体曾报道了一些女性的故事，她们声称产后吃胎盘会防止产后情绪低落或波动，并有可能预防产后抑郁症或焦虑症。吃胎盘已经成为世界上一些国家和地区文化仪式中的一部分。确实，有些动物在出生后会吃掉它们的胎盘，但我们不知道原因，也不知道这种行为是否有益于母亲。大多数由服用胎盘胶囊的倡导者进行的相关研究并没有评估人体摄入情况和情绪、精力或激素水平的关系。2017 年有研究者发表了一项关于胎盘胶囊和产后情绪的研究（Young，2017）。不幸的是，他们只研究了 12 名服用胎盘胶囊的女性，并与 13 名服用安慰剂（不含胎盘）胶囊的女性进行了比较。服用胎盘胶囊的女性与服用安慰剂的女性相比没有任何益处或差异。要知道 30% 的人在服用安慰剂或"糖丸"后都会感觉好些。

治疗孕期和产后抑郁症、焦虑症及相关情绪障碍的药物

治疗最直接的目标是尽快减轻患者的痛苦。药物治疗应该从低剂量开始，并应尽快增加到该女性的有效剂量。治疗不当会导

致慢性迁延和患者的痛苦，并增加复发风险。患有情绪障碍疾病的女性在怀孕期间坚持服药可显著降低复发风险，这个结论已被反复证明（Stevens，2019）。

以下仅为指导原则。所有的治疗方案都必须个性化。我们建议你去看一位在治疗孕期和产后疾病方面有专长的精神科医生，来协助你制定用药方案。无论你选择何种治疗，都应该找到有这方面专业知识的人来指导你。记住要坚持不懈！如果一位医生或专业人员帮助有限，或一种药物或治疗方法不起作用，可以尝试进行调整。治疗的目标是让你感到原来的自己又回来了。感觉"还好"或"好一些"是不够的。

怀孕期间最受关注的药物是用于稳定情绪的抗癫痫药物。众所周知，丙戊酸和卡马西平会导致出生缺陷和智商问题（Andrade，2018）。如果服用药物的女性发现自己怀孕了，这时候胎儿已经暴露在药物中了，并且由于更换药物而导致发病的风险很高。对于每一位女性和照护者来说，药物治疗的风险必须始终与母亲、胎儿、婴儿和家庭长期风险进行权衡。

已经有大量关于某些处方药在孕期和哺乳期使用的有效性的研究，这些处方药可以有效地对抗和治疗 PMADs。这些处方药由美国食品药品监督管理局（FDA）监控，以确保没有被污染，并且确保是规定的剂量。

多年来，FDA 使用了一个令人困惑和误导的分级量表来给孕期药物的安全程度标上标签。旧分类使用 A、B、C、D 或 X 的分级来区分药物。例如，无论研究结果如何，研究较少的药物通常被标记为更安全，而研究较多的药物有时被标记为不安全。2015 年 6 月，这个旧系统被停止使用，取而代之的是使用针对孕期和母乳哺育相关的，且标记更多的、有效的安全用药信息的标签。

怀孕与用药

对许多孕期和产后情绪及焦虑障碍疾病的患者来说，仅进行心理咨询就足够了；但对有些人来说，药物治疗是减少抑郁症和焦虑症严重程度所必需的。孕期服用抗抑郁药不会增加流产或出生缺陷的风险，即使是在孕早期（Kjaersgaard，2013）。而怀孕期间的抑郁症却会增加母亲患产后抑郁症的风险，以及可能使婴儿面临发育迟缓的风险。

在过去的几年里，人们关于孕期使用药物的最新看法已经发生了变化。多年来致力于药物对于胎儿潜在影响的研究人员已经将注意力转移到了母亲的精神疾病未经治疗时对胎儿的有害影响上。这些专家也认同，母亲的抑郁症和焦虑症必须得到评估和治疗，以最大限度地实现良好的母婴结局。在评估孕期用药风险时，必须记住，所有的正常妊娠都有3%～5%的机会发生出生缺陷。怀孕会引起新陈代谢和血容量的变化；因此，可能需要更高剂量的药物才能充分减轻症状。一项研究发现，为了不让抑郁症和焦虑症的相关症状发生，2/3的女性在怀孕至6个半月时需要增加服药剂量。

《美国精神病学杂志》发表文章指出，不给孕期患抑郁症或可能复发的女性开具抗抑郁药的处方，母亲和胎儿的风险可能比暴露在药物中的风险更大。怀孕期间持续服用治疗抑郁症和双相情感障碍的药物可显著降低怀孕期间的患病风险（Stevens，2019）。

以下是对孕期情绪和焦虑障碍疾病常用处方药的总结。

▌抗焦虑药物

虽然 SSRI 类药物经常被用来治疗焦虑症、惊恐障碍和强迫症，但有时也需要几个星期才能观察到症状缓解。另一组药物，苯二氮䓬类药物，用于立即缓解焦虑症。随着时间的推移，定期服用这些药物会使人上瘾。我们常常发现，女性因为非常担心上瘾而没有摄入足够的剂量来充分控制自己的症状。以下这些药物可用于偶尔发作的焦虑；它们有时与 SSRI 类药物一起使用，以控制焦虑，通常是短期使用。阿普唑仑和劳拉西泮的药效的半衰期较短（从你的身体中更快地排出），而地西泮和氯硝西泮的药效的半衰期较长。

关于抗焦虑药物（苯二氮䓬类药物）在孕期使用的文献是有限的。多年来，人们一直担心对于苯二氮䓬类药物的暴露会增加出生缺陷的风险，特别是唇腭裂。现在有一些证据表明，产妇焦虑本身就可能会导致这种出生缺陷——唇腭裂的发生。新的研究表明，这些药物导致孕早期发生出生缺陷的风险非常低，而且在孕中期和孕晚期使用这些药物也不会导致出生缺陷的增加（Enato，2011）。临产前服用高剂量药物的女性所生的婴儿可能会遇到一些暂时的问题。然而，患有焦虑症或惊恐障碍的女性应该接受治疗，我们建议在最短时间内使用可发挥作用的最低有效剂量。

抗抑郁药物

由于我们从怀孕的患者（以及那些正在考虑再次怀孕的患者）那里收集到了很多关于抗抑郁药物的问题，我们在这里列举一些关注最多的问题。由于药物的商品名因国家而异，因此我们列举的药物名称同时包括了商品名和专有名。

抗抑郁药物是否会引起流产？

在对超过 735 项研究的回顾和分析中发现，患有抑郁症的女性与服用抗抑郁药治疗抑郁症的女性发生流产的风险相同（Kjaersgaard，2013）。抗抑郁药的研究表明，选择性 5-羟色胺再摄取抑制剂（SSRIs）和三环类抗抑郁药（TCAs）都不会增加流产风险。

抗抑郁药物是否会引起早产？

2018 年一项大型的文献回顾发现，在比较服用和未服用药物的抑郁症女性时，其早产率的差异不显著（Mitchell，2018）。

在孕期使用抗抑郁药物是否会导致婴儿出生缺陷？

无论是否使用药物，在所有的分娩中出生缺陷的概率是3%～5%。2013 年出现了对很多种抗抑郁药物的大型研究，这些药物包括了安非他酮、西酞普兰、氟西汀、帕罗西汀、艾司西酞普兰、米氮平、舍曲林、文拉法辛、氟伏沙明和奈法唑酮。研究发现，孕早期使用抗抑郁药与出生缺陷风险的增加无关（Gao，2018；Tak，2017）。已有越来越多的研究关注度洛西汀和文拉法辛（LaseN，2016）对母婴群体的安全性研究。

新生儿持续性肺动脉高压与抗抑郁药物有关系吗？

新生儿持续性肺动脉高压（persistent pulmonary hypertension of the newborn，PPHN）的发生率约为 0.1%。这种疾病很罕见，

但后果很严重。有报道认为孕妇服用抗抑郁药物后新生儿患PPHN 的风险略微有增加（Ornoy，2017）。但需要明确的是，许多已知的 PPHN 危险因素，如肥胖、吸烟、妊娠时间短和剖宫产，在抑郁症女性中也更为常见。

抗抑郁药物是否会导致新生儿适应不良综合征或戒断综合征？

这是指母亲在孕晚期服药后，新生儿有时会出现的症状（通常是呼吸问题和震颤）。目前尚不清楚这是否由于婴儿体内的5-羟色胺（一种大脑化学递质）过多，还是由于停药所致。被报道的发生率为 10%～30%，而且在服用帕罗西汀的女性中似乎更为常见。通常在新生儿生命的最初几天出现症状，并在 3～5天内消失。美国精神病协会和美国妇产科医师学会的一份联合报告指出，以避免发生相关症状而采取的对母亲停止药物治疗的手段可能会导致母亲疾病复发。这是一种轻微的综合征，通常不需要治疗，它会自行消失。在孕晚期停止药物治疗会使母亲在临产前和产后更容易患抑郁症。

抗抑郁药物是否会引起自闭症？

不会。多项大型研究都表明，抗抑郁药不会引起自闭症（Yamamoto-Saskai，2019；Janecka，2018）。

是否有研究发现，母亲在孕期服用抗抑郁药物，她们的孩子长大一些后会出现问题？

一项针对 3～7 岁儿童的研究发现（其母亲在孕早期都有药物暴露），他们的智商和发育测试结果都是正常的。研究发现，孕期母亲抑郁症的严重程度可以预测将来儿童的行为问题。妈妈的智商和孩子的性别预示了孩子的智商。抗抑郁药的使用，以及服用的剂量或时间长短并不能预测儿童的认知或行为问题。另一项针对 4 ～ 5 岁儿童的研究发现，其母亲在产前使用抗抑郁药与儿童早期的行为或情绪问题无关。在 2018 年的儿科研究学会的学术会议上，发表了一项与产前暴露于 SSRIs 类抗抑郁药的 12 岁儿童的思维和注意力技能有关的评估研究。他们发现，接触药物暴露的儿童在学习和后来在工作中获得与成功相关的技能方面做得更好。这些技能包括了创造性解决问题的能力、集中注意力的能力和自我控制能力。

我们知道，父母的疾病未经治疗会导致儿童长期的情绪和行为问题（Gutierrez Galve，2018）。如果你已经在服用抗抑郁药物，要记得在分娩前不要停药，因为此时正是抑郁症和焦虑症发病的高风险时期，停药会增加疾病发生的重大风险。在你要改变当前的用药计划时，先和一位了解相关研究的人谈谈。此外，权威的研究人员坚持认为，没有理由从一种抗抑郁药改为另一种。做最有效的事，才能得到最快最好的结果。

一项令人非常振奋的进展是，美国食品药品监督管理局（FDA）于 2019 年批准了一种布雷沙诺酮的独特药物。这是目前唯一一种专门用来治疗产后抑郁症的药物。使用此药物目前需要 3 天的静脉注射。研究发现，患有中度到重度产后抑郁症的女性在注射了这种药物后的 24 ～ 48 小时内感到症状明显缓解。目前，该药的生产公司正处于口服药的临床试验阶段。

抗精神病药物

这些药物也被称为强安定药物。过去，推荐在整个孕期使用诸如氟哌啶醇之类的经典高效抗精神病药物，而不是低效或非典型药物。这些非典型的抗精神病药物用于治疗精神分裂症、双相情感障碍、重度抑郁症、创伤后应激障碍和焦虑症。接触这些药物的婴儿不会比正常婴儿有更大风险，也与死胎和流产无关；但是，产妇和新生儿发生问题的风险会稍稍增加。目前尚不清楚增加的风险是由于药物还是患者当时的疾病造成。阿立哌唑、奥氮平和奎硫平与重大出生缺陷的风险增加无关。利培酮会稍稍增加胎儿畸形的风险（Damkier，2018）。

电击疗法（ECT）

ECT 被认为是治疗孕期严重抑郁症或精神病的一种可接受的方法（Thyen，2017），它也有助于治疗孕期双相情感障碍。ECT不用于产前焦虑症、惊恐症或强迫症（OCD）。

情感稳定剂

因为双相情感障碍的复发风险非常高，因此患双相情感障碍的女性应在整个孕期持续服药。在一项研究中，24%有慢性双相情感障碍病史的女性在孕期复发，她们甚至还一直在孕期服药，因此停止服药显然是相当危险的。一项对双相情感障碍女性在怀孕时停止使用情感稳定剂的研究发现，她们在孕期复发的可能性会是持续服药女性的两倍。怀孕后的 3 个月内，有一半女性复发，到孕 6 个月时大约 70% 的女性复发。在孕早期停止药物治疗后重新开始用药并不能很好地阻止该疾病复发（Viguera，2007）。

用于癫痫等发作性疾病的药物常被用作双相情感障碍患者的情感稳定剂。拉莫三嗪是一种抗癫痫药物，目前被考虑作为重度双相情感障碍中抑郁发作的孕妇的首选药物，该药也有助于预防严重的产后抑郁症（Wesseloo，2017）。

锂是一种用于治疗双相情感障碍的抗躁狂药物。在过去，锂被认为会稍增加一种叫作埃布斯坦氏异常（心脏三尖瓣畸形）的胎儿心脏问题的风险。最新研究表明，这种心脏问题最有可能与母亲的心理健康问题有关，而不是与锂有关（Boyle，2017）。在怀孕期间接触锂的儿童中，没有发现明显的神经行为问题或发育障碍。

其他的情感稳定剂，如卡马西平和丙戊酸，会增加神经管缺陷和其他出生缺陷的发生率。在怀孕期间暴露于得理多这种药物的孩子，在3岁时被发现智力水平低下。因此，如果必须继续使用得理多或德巴金这两种药物中的任何一种，还经常需要增加叶酸的摄入剂量。

理想情况下，需要服用这些药物的女性需要在怀孕前咨询熟悉有关情感稳定剂的最新研究成果的精神科医生，来计划如何在整个孕期控制她们的疾病。

助眠药物

抑郁症和焦虑症会引发入睡困难或睡眠质量问题。睡眠是治疗计划的重要组成部分。有时候需要使用一些助眠药物，尤其是在治疗刚开始的时候。有几种非处方药可以考虑在孕期使用。这些药是多西拉敏和苯海拉明。

曲唑酮和阿米替林是具有镇静作用的抗抑郁药。根据德克萨斯大学婴儿风险中心的研究，唑吡坦起效速度更快，在孕期被证实是安全的。当焦虑引发睡眠困难并且其他治疗方法是无效时，例如氯硝西泮的抗焦虑药物可以发挥良好的效果。

产 后

随着婴儿的出生，可能需要调整药物治疗方案。胎儿的成长过程中会接触到更高剂量的母体的药物，而只有极少数的药物会对母乳哺育的婴儿产生影响。一些女性会选择在宝宝出生后开始或重新恢复服药。大多数药物在母乳中含量较低，也被认为对婴儿的风险非常低。没有一种"最好"的药物，但对妈妈效果最好的药物也对宝宝最好。

甲状腺

至少 10% 的产后女性会患上产后的甲状腺炎。在甲状腺炎的早期阶段，女性可能会经历焦虑症或抑郁症。有时这种情况是暂时的，而且大约会在产后 6 个月消失，也不需要治疗。但对有些人来说，它会导致慢性甲状腺炎和甲状腺功能减退（桥本甲状腺炎）。

由于甲状腺疾病会导致抑郁症和焦虑症，医生需要让你做一个血液检查。建议的检查时间为产后 2 ～ 3 个月。建议对所有表现出产后情绪问题的女性进行以下检查：游离甲状腺素 FT4、促甲状腺素 TSH、甲状腺过氧化物酶抗体 anti-TPO 和抗甲状腺球蛋白。检查抗甲状腺抗体（anti-TPO 和抗甲状腺球蛋白）是很重要的，因为有很多患者虽然血液中的 FT4 和 TSH 水平在正常范围内，但抗甲状腺抗体水平升高。如果甲状腺的实验室检查结果为异常，我们建议该女性由内分泌科医生进行进一步的评估。

激素治疗

激素治疗产后抑郁症的疗效仍在被评估中。相关雌激素的研究有望治疗产后抑郁症和产后精神病。像其他任何药物一样，服用雌激素也有一定的风险，但具体情况需要具体分析。对大多数产后女性来说，似乎并不是激素水平低才导致了情绪问题。更确切地说，是一些女性对激素水平的变化很敏感（Shiller，2015）而导致了问题。

对激素变化敏感的女性，包括那些选择口服避孕药的产后抑郁症和焦虑症患者，需要密切监测其情绪变化。与三相（期）避孕药相比，使用单相避孕药治疗的女性可能较少出现情绪问题。单相避孕药提供相同比例的雌激素和黄体酮，而三相避孕药中雌激素和黄体酮的比例每周都会变化。

口服避孕药引发情绪变化的女性应考虑其他避孕方式。包括"迷你避孕药"在内的合成黄体酮与一些女性症状的恶化有明显关联。醋酸甲羟孕酮是一种长效的黄体酮注射剂；它可能会加重情绪问题且无法停药，因此不是一个好选择。也有报告说，在植入释放黄体酮的宫内节育器后，也会出现情绪问题。一旦取出宫内节育器，这些情绪问题很快就会消失。目前不建议将激素疗法作为产后情绪障碍疾病的单一治疗方法。

药物

如果某种药物对于你或你有血缘关系的亲属的同一种疾病有过积极的治疗效果，那这种药物将会是你的第一选择。很少有对任何一种治疗产后抑郁症和焦虑症的特定药物优于另一种药物的有效性研究。有一项研究发现文拉法辛能有效治疗产后抑郁症，另一项研究发现舍曲林也是有效的。安非他酮用于产后抑郁症但不会引起焦虑的特点似乎是振奋人心的，而且也会减少性方面的不良反应。

一般来说，没有一种药物比其他药物能更好地治疗产后抑郁症和焦虑症。对于每位女性来说，可以有效恢复疾病的药物就是"最好"的药物。根据我们的经验，所有的 SSRI 类药物效果都不错。每位女性身体内的化学反应都不同，这就使得某些药物对她们来说较其他药物的效果更好。建议每位女性从低剂量开始使用 SSRI 类药物，并通过定期随访来逐渐增加剂量，直到达到足够的治疗效果的剂量。治疗焦虑症，包括强迫症，通常需要使用比治疗抑郁症药物更高的剂量。治疗的目标是达到100％的"回归自我"，仅仅感觉好一些是不够的。要知道，治疗不足会导致疾病迁延和复发风险的增加。

我们遇到的很多患者，她们说一旦接受治疗，会感觉比以往的几年（或比一直以来）更好。她们一直患有焦虑或抑郁疾病，而以前一直没有意识到这个疾病。

▎药物与母乳

母乳哺育对婴儿和母亲都有很大的好处。对一些女性来说，母乳可能是她们能给孩子带来的唯一积极的东西。大多数治疗抑郁症和焦虑症的药物在母乳和婴儿体内的含量都很低。然而，也有一些药物不被推荐使用，或必须谨慎使用。

抗焦虑药物

低剂量的短效药物，如阿普唑仑或劳拉西泮，可以偶尔在需要时用于焦虑、惊恐和睡眠不佳的情况。《儿科学杂志》（Kelly，2012）报道的一项研究的结论是，在进行母乳哺育的同时服用苯二氮䓬类药物（抗焦虑药物）是可以接受的。未发现婴儿有不良反应。

抗抑郁药物

在最常用的抗抑郁药中，舍曲林和帕罗西汀在婴儿体内被检测到的量最小。氟西汀、西酞普兰和艾司西酞普兰被发现在婴儿血液中仅少量残留，而且没有发现婴儿有明显问题。这些婴儿在1岁半时再次接受检查，发育和智力都是正常的。总体可以认为，在服用抗抑郁药物的同时进行母乳哺育是安全的。每一位女性的首选药物应该是一种曾经对她有效的药物，或者是一种与这位女性有血缘关系的亲属使用有效的药物。

母乳的好处远远超过药物的任何已知风险。在行为和发育上，这些婴儿和儿童都是正常的。

抗精神病药物

也叫作强安定药，这些药物被用来治疗精神病，也被用于治疗有重度焦虑症的女性。它们还增强了SSRI类药物的有效性。母乳哺育的母亲使用高效抗精神病药如氟哌啶醇时，需要关注其婴儿的睡眠；但是，截至目前还没有关于母亲使用此药后婴儿发生问题的报告。"第二代"或非典型抗精神病药奥氮平、利培酮或喹硫平在母乳中的含量很低，被认为是可以在母乳哺育的同时服用此药的。

电击疗法（ECT）

ECT 被认为是产后重度抑郁症或精神病的一种可接受的治疗方法，并对母乳哺育没有影响。ECT 也会有助于治疗产后双相情感障碍。ECT 不适用于治疗产后焦虑症、惊恐症或强迫症。

情感稳定剂

在母乳哺育的同时服用卡马西平和锂的安全性尚未确定。丙戊酸钠的使用被报道是安全的。请咨询您的医生以便获得更全面的指导。服用抗癫痫药物的母亲进行母乳哺育，她们的孩子在 6 岁时没有被发现有不良反应（Meador，2014）。

助眠药物

唑吡坦、替马西泮、曲扎酮、诺曲替林和阿米替林被发现在母乳中含量是低的，而且这些药物被认为可以促进睡眠。

▌治疗程序

建议根据女性的病史进行治疗，正如以下表格中的指南。治疗应按顺序进行，首先进行治疗方案 1，必要时进行治疗方案 2

（表 7-1、7-2、7-3、7-4）。

虽然治疗方案只涉及抑郁症和精神病，但对于治疗强迫症，焦虑症和惊恐障碍也是有效的。

SSRI 类药物通常是治疗强迫症、焦虑症和惊恐障碍的首选药物。使用低剂量的抗焦虑或抗精神病类药物，短期内会对焦虑和惊恐有帮助；但通常需要使用高剂量的 SSRI 类药物，并且需要更长的治疗时间。

参考第七章，来决定何种补充和替代疗法（CAM）对某种特定情况是最有效的。

表 7-1　孕前治疗程序

病　史	治疗方案 1	治疗方案 2
第一次重度抑郁症的发作并且服药＋持续 6 ～ 12 个月无症状	逐渐减少用药＋心理治疗（密切关注复发情况）＋社会支持 考虑 CAM	恢复用药＋持续心理治疗＋社会支持 考虑 CAM
疾病再次严重复发	继续药物治疗＋心理治疗＋社会支持 考虑 CAM	药物治疗＋心理治疗＋社会支持 考虑 CAM
重度抑郁症的轻微或严重发作（第一次发作）	心理治疗＋社会支持 考虑 CAM	心理治疗＋药物＋社会支持 考虑 CAM
双相情感障碍	继续服药，如果服用丙戊酸或卡马西平，可换成锂或拉莫三嗪＋精神科医生密切关注＋心理治疗＋社会支持 考虑 CAM	改用高效抗精神病药物＋心理治疗＋社会支持 考虑 CAM

表 7-2　妊娠（包括孕早期）治疗程序

病　史	治疗方案 1	治疗方案 2
重度抑郁症的一次轻微发作，目前病情正在缓解	逐渐减少用药 + 心理治疗 + 社会支持 考虑 CAM	恢复用药 + 持续心理治疗 + 社会支持 考虑 CAM
重度抑郁症的一次严重发作，目前病情正在缓解	考虑逐渐减少或维持用药 + 心理治疗 + 社会支持 考虑 CAM	药物治疗 + 心理治疗 + 社会支持 考虑 CAM
重度抑郁症的轻微发作，首次发病或复发	心理治疗 + 社会支持 考虑 CAM	药物治疗 + 心理治疗 + 社会支持 考虑 CAM
严重的重度抑郁症	药物治疗 + 心理治疗 + 社会支持 考虑 CAM	药物治疗 + 心理治疗 + 社会支持 考虑 ECT 考虑 TMS、CAM
停药后，重度抑郁症再次轻微复发	心理治疗 + 社会支持 考虑 CAM	药物治疗 + 心理治疗 + 社会支持 考虑 CAM
孕期任何阶段的精神病发作	住院治疗 + 药物治疗 + 病情稳定后进行心理治疗	住院治疗 考虑 ECT

表 7-3　产后治疗程序

诊　断	治疗方案 1	治疗方案 2
轻度–中重度抑郁症 / 焦虑症	心理治疗 + 社会支持 考虑 CAM	心理治疗 + 药物治疗 + 社会支持 考虑 CAM、TMS、布雷沙诺酮
重度抑郁症 / 焦虑症	心理治疗 +SSRI 类药物 + 社会支持 考虑 CAM	考虑额外添加非典型抗精神病药物 考虑 CAM、TMS、布雷沙诺酮
产后精神病	住院治疗 + 药物治疗 + 病情稳定后进行心理治疗	住院治疗 考虑 ECT

表 7-4　对曾患有抑郁症、焦虑症、其他情绪障碍疾病的女性或曾患其他产前情绪障碍疾病的女性进行产后抑郁症的预防

病　史	治疗方案 1	治疗方案 2
首次怀孕	确定风险后与治疗师见面（孕前或怀孕期间）+ 对女性和伴侣进行心理教育 考虑 CAM	若出现症状，进行干预（参考孕期治疗流程）
在产后抑郁症 / 焦虑症发作之前	尽早对女性和伴侣进行心理教育 + 心理治疗 考虑 CAM	若出现症状，进行干预（参考孕期治疗流程）
在产后精神病发作之前	转诊至擅长治疗孕期和产后疾病的精神科医生 + 心理治疗	若出现症状，进行干预（参考孕期治疗流程）

参考资料

Barston, Suzanne. *Bottled Up: How the Way We Feed Babies Has Come to Define Motherhood, and Why It Shouldn't.* London, Berkeley, Los Angeles: University of California Press, 2012.

Beck, Cheryl, and Jeanne Driscoll. *Traumatic Childbirth.* New York, NY: Routledge, 2013.

Bennett, Shoshana. *Children of the Depressed: Healing the Childhood Wounds That Come from Growing Up with a Depressed Parent.* Oakland, CA: New Harbinger Publications, 2014.

Bennett, Shoshana. *Postpartum Depression for Dummies.* Indianapolis, IN: Wiley Publishing, Inc., 2007.

Bennett, Shoshana. *Pregnant on Prozac.* Guilford, CT: The Globe Pequot Press, 2009.

Chan, Paul D. *Why Is Mommy Sad? A Child's Guide to Parental Depression.* Laguna Hills, CA: Current Clinical Strategies Publishing, 2006.

Cox John, et al. *Perinatal Mental Health: The Edinburgh Postnatal*

Depression Scale (EPDS) Manual 2nd Ed. London, England: The Royal College of Psychiatrists, 2014.

Davis, Deborah and Maria Stein. *Intensive Parenting: Surviving the Emotional Journey through the NICU.* Golden, CO: Fulcrum Publishing, 2012.

Dunnewold, Ann, and Diane Sanford. *Life Will Never Be the Same: A Real Moms Postpartum Survival Guide.* Dallas, TX: Real Moms Ink LLC, 2010.

Fran, Renee. *What Happened to Mommy?* R. D. Eastman Publishing, 1994. (Can be ordered on Amazon.com.)

Honikman, Jane. *Community Support for New Families, A Guide to Organizing a Postpartum Parent Support Network in Your Community.* Santa Barbara, CA. *Community Support for New Families* is your guide to organizing a postpartum parent support network in your community. JaneHonikman.com.

Honikman, Jane. *I'm Listening: A Guide to Supporting Postpartum Families.* Santa Barbara, CA. *I'm Listening* teaches concerned, caring individuals how to help people struggling with postpartum depression (PPD) over the phone. JaneHonikman.com.

Karraa, Walker. *Transformed by Postpartum Depression: Women's Stories of Trauma and Growth.* Amarillo, TX: Praeclarus Press, 2014.

Kleiman, Karen, and Amy Wenzel. *Dropping the Baby and Other Scary Thoughts.* New York, NY: Routledge, 2015.

Kleiman, Karen, and Molly McIntyre. *Good Moms Have Scary Thoughts: A Healing Guide to the Secret Fears of New Mothers.* Sanger, CA:

Familius, 2019.

Kleiman, Karen. *The Art of Holding in Therapy*. New York, NY: Routledge, 2017.

Kleiman, Karen. *The Postpartum Husband*. Philadelphia, PA: Xlibris, 2000.

Kleiman, Karen. *Therapy and the Postpartum Woman*. New York, NY: Routledge, 2009.

Kleiman, Karen. *What Am I Thinking? Having a Baby After Postpartum Depression*. Philadelphia, PA: Xlibris, 2005.

Kleiman, Karen, and Amy Wenzel. *Cognitive Behavioral Therapy for Perinatal Distress*. New York, NY: Routledge, 2014.

Kleiman, Karen, and Amy Wenzel. *Dropping the Baby and Other Scary Thoughts: Breaking the Cycle of Unwanted Thoughts in Motherhood*. New York, NY: Routledge, 2010.

Kleiman, Karen, and Amy Wenzel. *Tokens of Affection: Reclaiming Your Marriage After Postpartum Depression*. New York, NY: Routledge, 2014.

Kleiman, Karen, and Valerie Raskin. *This Isn't What I Expected* [2nd edition] : *Overcoming Postpartum Depression*. Boston, MA: Da Capo Lifelong Books, 2013.

Neufeld, Suzannah. *Awake at 3 a.m.: Yoga Therapy for Anxiety and Depression in Pregnancy and Early Motherhood*. Berkeley, CA: Parallax Press, 2018.

Nicholson, et al. *Parenting Well When You're Depressed; A Complete Resource for Maintaining a Healthy Family*. Oakland, CA: New Harbinger

Publications, Inc., 2001.

O'Reilly, Carla, et al. *The Smiling Mask: Truths about Postpartum Depression and Parenthood*. Regina, SK: To the Core Consulting, 2008.

Poulin, Sandra. *The Mother-to-Mother Postpartum Depression Support Book*. New York, NY: Berkley Trade, 2006.

Robin, Peggy. *Bottlefeeding Without Guilt — A Reassuring Guide for Loving Parents*. New York, NY: Random House, 1995.

Spinelli, Margaret G. *Infanticide: Psychosocial and Legal Perspectives on Mothers Who Kill*. Arlington, VA: American Psychiatric Publishing, 2002.

Twomey, Teresa. *Understanding Postpartum Psychosis; A Temporary Madness*. Westport, CT: Praeger Publishers, 2009.

Wiegartz, Pamela, and Kevin Gyoerkoe. *The Pregnancy & Postpartum Anxiety Workbook*. Oakland, CA: New Harbinger Publications, 2009.

附　录

术　语

注意缺陷多动障碍（attention deficit hyperactivity disorder，ADHD）——通常是一种见于儿童和成人的终生精神健康障碍疾病。症状包括难以集中注意力，并伴随过度活跃和冲动的行为而导致的人际关系和工作表现的困难。

双相情感障碍（bipolar disorder）——也被称为躁郁症，双相情感障碍的特点是从狂躁［见"躁狂症"（mania）］到抑郁的情绪波动。许多研究人员认为这种疾病有很强的遗传因素。双相情感障碍发生的严重程度不同。双相情感障碍 I 型包括反复发作的躁狂和抑郁。双相情感障碍 II 型的特点是反复发作的轻躁狂和抑郁。躁狂发作的症状可包括幻觉和妄想，因而需要危机干预。轻躁狂的症状包括睡眠困难、易怒、烦躁、焦虑和注意力集中困难。人们通常认为是"喜怒无常"。通常有家族成员（可能从未被诊断出）患有双相情感障碍的病史。

补充和替代疗法（CAM）——这些治疗方法涵盖了各种各样的疗法。补充疗法用来加强主要治疗方法的治疗效果。替代疗法用来代替药物治疗。

认知行为治疗（CBT）——认知行为疗法已被广泛研究，并证明是一种非常有效的可在孕期及产后使用的心理治疗方法。

使用 CBT，治疗师在治疗过程中发挥积极作用，让治疗的结构清晰，而且聚焦。认知疗法教会来访者明晰思维模式、信念和行为是如何产生抑郁、焦虑或愤怒等症状的。治疗师与来访者合作，帮助来访者建立新的积极的思维和行为方式。CBT 鼓励并支持来访者创建具体的、切实的目标和实现这些目标的技术。CBT的重点是帮助患者掌握一种新技能。

皮质醇——称为"压力激素"，是在焦虑或激动状态下由肾上腺所释放的一种激素。

幻觉——这是一种错误的信念。一个人可能害怕被追捕或监视，或者认为他不是他自己，其想法中往往有宗教内容。

抑郁症——是一种常见的疾病，其特征是情绪低落、易怒、睡眠和食欲紊乱、失去快乐、疲劳和绝望。抑郁症可以由多种因素引起，包括生化、情绪和心理因素。

电击疗法（ECT）——一种用于治疗严重抑郁症、双相情感障碍和精神病（包括孕期）的医疗手段，需要进行麻醉，每周进行 2 或 3 次，6～12 次为一个疗程。它能迅速改善患者症状，不良反应可能包括记忆力减退、肌肉疼痛和身体酸痛。

病原学——疾病形成的原因。

幻视（或幻听）——一个人看到（视觉幻象）或听到（听觉幻象）而其他人没有看到或听到的东西。幻觉通常带有宗教色彩，例如，听到上帝或魔鬼的声音。这些幻觉通常包括命令，告诉女性应该去做某些事情。

轻躁狂——有时与生孩子的正常快乐和兴奋相混淆，轻躁狂的症状包括目标导向的活动增加、过度健谈、思维急躁、睡眠需求减少、注意力分散和易怒。日常功能上没有明显的影响，但轻躁狂与产后一段时间后的严重抑郁有关。

失眠——无法入睡，有可能是入睡困难，也有可能是睡着了但睡眠质量不佳。

人际心理治疗（IPT）——IPT是一种简单而高度结构化的心理治疗方法，可以解决人际问题。这种治疗模式已经被证明对产前和产后的情绪和焦虑障碍疾病有效。

IPT帮助来访者解决的问题例如：争执、感觉孤立、适应新的角色或在失去后感到悲痛。治疗师通常从一个协作的框架开始。

低蓝光灯——电视、电脑和家用灯泡都含有蓝光。蓝光告诉你的大脑不要产生褪黑素，而褪黑素是一种能帮助你睡眠的激素。当你体内的褪黑素水平增加时，睡眠就会得到改善。你可以买过滤掉蓝光的特殊眼镜或灯泡（这样你仍然可以看电视或使用电脑）。

躁狂——一种双相情感障碍的常见症状（见上），特征是过度兴奋、多动、急躁、思维分散。处于狂躁状态的人会感到情绪"高涨"，而且通常没有好的判断力。说话可能很快，她可能觉得不需要睡觉，也不用吃东西。思维通常是混乱的，她可能会在性、社交和身体方面，有不健康的行事方式，例如不适当的性行为或疯狂购物。

以正念为基础的认知疗法（MBCT）——这种疗法将认知疗法的概念和工具，与冥想练习和呼吸练习结合起来。正念有助于将觉知集中在当下，在平静而不带评判的同时，认可感受、思想和身体感觉。

情绪不稳定——当情绪变化很快时。例如，情绪可能从高兴转为悲伤。

神经递质——由神经细胞释放的化学物质，将信息从一个细胞传递到另一个细胞。这种化学物质在大脑中传递信息。一些神经递质是血清素、去甲肾上腺素和多巴胺。

强迫症（OCD）——发生率约为 1%。强迫症与大脑中的化学物质失衡有关，这种情况会在有压力的情况下恶化。强迫意念是一种侵入性的（似乎猝不及防就出现了）和重复性的（一遍又一遍）思维。即使得到了缓解，有强迫意念的人也会继续担心或有重复的思维。强迫性行为是采取重复行动来减少由强迫意念产生的焦虑。强迫性行为通常是打扫、确认（例如，门是否上锁了或婴儿是否还有呼吸）或计数（例如，包里的尿布数量）的形式。一个人可能只有强迫意念，或者同时拥有强迫意念和强迫行为。

Omega-3 鱼油——药物级的鱼油纯度最高，含有最多的 EPA 和 DHA 的 Omega-3 脂肪酸（必需脂肪酸）。所有的产品都是不一样的。寻找具有检验报告、美国药典（USP）批准或经过第三方测试纯度的产品。一定要确认 EPA 和 DHA 的含量，确保你摄入的是 1 000 毫克的 EPA。我们鼓励你购买的鱼油来自用保护海洋生态系统的方式捕获的鱼。请仔细阅读产品标签！

惊恐障碍——在惊恐发作期间，患者可能会感觉到包括强烈恐惧、呼吸急促、出汗、恶心、头晕、麻木或刺痛等症状。患者常常害怕下一次的惊恐何时发作，并且可能会做一些行为来避免他们认为有危险的情况发生。

孕期和产后抑郁症、焦虑症及相关情绪障碍（PMADs）——在孕期或产后第一年发生的情绪障碍疾病（例如抑郁症）或焦虑症（例如惊恐障碍）等。

恐惧症——对某一特定对象、活动或情况产生的持续性的、非理性的担心和害怕。这种恐惧通常导致对所害怕的事物或情况的逃避，或是带着恐惧去体验它。常见的恐惧症包括恐高或恐惧坐飞机、密闭场所和蜘蛛。

产后——母亲分娩后的时期。如果一种疾病是从分娩后的一年内开始发生，就被认为是产后疾病。

创伤后应激障碍（PTSD）——创伤后应激障碍可发生在危及生命或造成伤害的事件之后，如性虐待或性侵犯，或创伤性分娩。患有 PTSD 的人经常经历噩梦和闪回，睡眠困难，感觉不真实。症状可能很严重，严重影响日常生活。

经期前情绪障碍（PMDD）——月经前一两周出现，月经开始后的 1 周内消失的一系列症状。常见症状包括腹胀、抽筋、易怒、疲劳、愤怒和抑郁。大约 75％的女性经历不同程度的经期前情绪症状。

产前——怀孕期间

精神分析——心理治疗的一种形式，关注于影响当前关系和行为模式的潜意识因素，追溯这些因素的起源，描绘它们如何随着时间的推移而改变，并帮助来访者应对成人生活。主要是来访者倾诉，治疗师是一个倾听者。通常每周进行 4 次或 5 次治疗，而且可以持续数年。这种疗法经常在电影或电视上播出。

精神病——一种极端和潜在危险的精神紊乱，包括与现实失去联系。精神病患者表现出非理性行为，并出现幻觉和妄想。住院治疗和药物治疗是必需的。现在人们认为大多数产后精神病是由双相情感障碍引起的。因此，患有精神病的女性自杀和杀婴（杀死婴儿）的比例较高。

抗精神病药物——通过作用于大脑化学物质而影响思维过程或感觉状态的药物。抗抑郁药物和抗焦虑药物都包括在这一类药物中。

复发——在疾病康复一段时间后再次发病。

睡眠卫生——有助于促进良好睡眠的各种做法。其中一些做法包括确保你的卧室是黑暗的、安静的、放松的。睡前避免饮酒、咖啡因和烟草。睡前 1 小时调暗灯光，关掉电子设备，以及用能过滤蓝光的眼镜。让宠物上床有时会扰乱睡眠。

经颅磁刺激（TMS）——TMS 是一种利用电磁场刺激抑郁症患者大脑中可能不活跃区域的疗法。这种疗法是由医生，通常是精神科医生，来开具处方和管理。患者坐在一把特殊的椅子上（比如牙医使用的椅子），在头上放一个磁性线圈，每次治疗过程会达 1 小时。在治疗过程中，患者可以保持完全清醒，可以看书或观看电视。治疗频率是每天（至少 5 天 / 周），持续 4～6 周，通常在医生诊室内进行。你可以自己开车去进行治疗。最常见的不良反应是头痛。在美国，一些保险公司的保险会涵盖这个治疗项目。

▍医疗保健从业人员

有关孕期和产后情绪障碍疾病的内容并不是大多数培训项目的常规部分。请参阅第三章中有关寻找具有相关知识的治疗师或精神科医生的内容。

注册助产士（CM）——受过助产士专业教育的个人，由美国护士助产士学会认证。她为女性提供初级保健，包括产前护理、分娩护理、产后护理、妇科检查、新生儿护理、协助规划家庭生育计划、孕前护理、更年期护理和保健咨询。

注册护士-助产士（CNM）——在护理和助产方面受过教育的有执照的医疗保健人员。她为育龄女性提供初级保健，包括产前护理、分娩护理、产后护理、妇科检查、新生儿护理、协助规划家庭生育计划、孕前护理、更年期护理和保健咨询。在美国，9%以上的新生儿出生时，都有 CNM 在场，而且很多 CNM 可以开药。

临床心理治疗师——获得心理学博士学位的心理健康专业人员（PhD、PsyD，或者 EdD）。他们在研究、评估和应用不同的心理疗法方面接受了广泛的临床训练。临床心理治疗师关注心理和情绪障碍疾病的研究、诊断、治疗和预防。但他们没有处方权，不能开具药物。

分娩导乐——导乐一词来源于希腊语，意思是"女性的照护者"。导乐的职责是在分娩和生产期间为女性及其伴侣提供生理和情感支持。分娩导乐不执行临床医疗服务，如阴道检查或胎儿心率监测。导乐没有接受过诊断医疗或心理状况或提供医疗建议的培训，而是帮助女性实现自己的分娩偏好。分娩导乐教授女性关于在分娩、生产和产后即刻（包括首次母乳喂养）的身体和情感调适措施。

产后导乐——产后导乐和分娩导乐是不同的。产后导乐在宝宝回家后，为女性和伴侣提供生理、情感和教育支持。认证的产后导乐有关于婴儿心肺复苏学习的认证，而且也在泌乳支持、新生儿护理、营养和新手父母在婴儿出生的头几周的情绪调整方面受过培训。产后导乐也通常会负责少量的家务和做饭。

你选择一位导乐时需要考量的相关问题：

是否有认证?

是否参加过关于产后抑郁症的培训?

对于抑郁症是否需要服用药物，怎么看?

关于产后抑郁症，有哪些当地的资源可以帮到你们?

内分泌科医生——专门治疗与激素问题相关疾病的医生。内分泌科医生通常会治疗甲状腺问题。

泌乳顾问——受过培训，通常是被认证的，提供母乳哺育相关支持和教育的专家。泌乳顾问可提供关于亲喂、收集母乳、瓶喂和离乳的帮助。

执业临床专业咨询师（LCPC）——获得硕士学位的心理健康专业人员。LCPC 没有处方权。

婚姻与家庭治疗师（MFT）——是拥有硕士学位的专业人士，类似于执证提供咨询服务的社会工作者（LCSW）和 LCPC。他们接受过个人、夫妻和家庭治疗方面的培训。MFT 没有处方权。

助产士，或其他——（详见"注册助产士"和"注册护士-

助产士")有些女性提供助产士的服务,但不是注册助产士。一定要询问有关培训和执照的问题。

获认证的孕期及产后心理健康专家(PMH-C)——PMH是心理健康从业者、相关专业人员(如导乐和泌乳顾问)和获得孕期及产后心理健康认证的医生。

医生助理(PA-C)——医生助理是诊断疾病、开具和管理治疗计划、开药的专业医疗人员,通常是患者主要的医疗保健提供者。医生助理可以获得精神病学方面的专业认证。

精神科护士(APRN)——寻求额外教育,并获得硕士或博士学位,可以在某一专业成为高级执业注册护士(APRNs)的注册护士。他们为个人、家庭、团体和社区提供全方位的精神病照护服务,在美国的大多数州,他们有权开处方药。APRN可以独立执业。

精神卫生社会工作者——社会工作者硕士(MSW),并受过关于环境因素对于心理疾病影响培训的心理健康专业人士。LCSW指的是持证的临床社会工作者。这些专业人士没有处方权。

精神科医生——这些心理方面的医疗行业专业人员拥有MD(医学博士)的学历。进阶培训侧重于精神病诊断、心理药理学(心理健康问题的药物管理)和心理治疗。精神科医生有处方权。

心理治疗师——从事心理治疗的人。可以是临床心理治疗师、精神病医生、专业咨询师、社会工作者或其他心理健康专家。在美国,只有医生、临床护理人员或医生助理才有处方权。